Olivier Grandrie

L'ANIMAL MIROIR DE L'HOMME

Le maître – L'animal Trait d'union

Éditions Quintessence

Groupe éditorial PIKTOS - 355 rue de la Montagne Noire
31750 Escalquens
Tél. (+33) 05 61 00 09 86 - contact@piktos.fr
www.editions-quintessence.eu

ISBN 978-2-913281-49-3

Introduction

"La vérité est vivante. La vérité ne vous est pas donnée pour que vous la cristallisiez dans des formes invariables, sûres et honorées. Elle se révèle à vous en passant par votre expérience personnelle." (Cosmogonie d'Urantia)

La pratique des médecines officielles et parallèles : acupuncture, homéopathie, ostéopathie et mon expérience des thérapies comportementales, de la bioénergie et de la psychothérapie, m'ont permis de découvrir combien ces disciplines, pourtant différentes, avaient de similitudes et pouvaient être complémentaires.

L'intimité, la proximité avec le patient sont les conditions déterminantes de leur efficacité. Lorsque la relation s'établit, l'intellect est relégué à une simple part de l'échange qui devient vite complexe. Le visuel, prépondérant en consultation classique, devient ici secondaire, d'autres sens s'éveillent et prennent le relais. Le lien obtenu crée un système global, aux interactions complexes, qui se transforment par les échanges. Dans ces domaines d'exercices thérapeutiques, chaque praticien participe de son histoire, de sa sensibilité et de ses expériences propres ; de ce fait, chaque consultation possède un caractère personnel. Cette façon d'aborder les sujets, avec des lectures différentes selon les praticiens, n'induit pas l'erreur pour autant, car l'issue dépend de la qualité relationnelle. La diversité des méthodes ne nuit en aucun cas au résultat acquis par le lien et l'échange.

La compréhension intellectuelle du phénomène est possible par l'argumentation croisée des différentes médecines, dont nous parlerons des chapitres I à V, de l'anatomie cohérente étagée, et par les théories mathématiques de Ludwig von Bertalanffy que nous examinerons au chapitre VI. Nous aborderons ensuite un élargissement de notre vision habituelle de l'existence au chapitre VII, pour en extraire quelques conclusions applicables en médecine. Chaque chapitre est dissociable du tout, ce qui laisse plus de liberté à ceux qui trouveraient certains passages trop théoriques.

La médecine vétérinaire a l'avantage, par rapport à la médecine humaine, de mettre l'homme en dehors du champ de l'investigation. Pourtant, de nombreux troubles de l'animal de compagnie, par leurs caractères récurrents ou par leurs particularités (par exemple l'âge précoce d'apparition), et les pathologies circonstanciées (suite d'événements), autorisent à rechercher les causes dans sa proximité avec l'humain. Pour ces expressions pathologiques saillantes, l'implication de l'homme est déterminante. Il semble intervenir directement en tant que source du problème. De fait, dans son comportement, ses joies, ses exubérances, mais aussi ses souffrances, l'animal se révèle être le reflet de l'homme.

Exercer la médecine vétérinaire comprend deux impératifs : répondre à l'attente du maître, et savoir interpréter les messages corporels de l'animal. Cette demande de double nature amène à reconsidérer le maître dans son projet, ses croyances, ses doutes, et l'animal dans ses besoins, ses souffrances, ses codes de comportement, pour assurer au mieux les intérêts de chacun. Le discernement est de rigueur afin de dissocier ce qui est la réalité pathologique de l'animal de la projection inquiète de son maître. Ce type de projection n'est pas de même nature que le transfert tel qu'il va être développé par la suite, l'un est temporaire et superficiel (la projection), alors que l'autre, le transfert, s'inscrit dans la durée.

L'approche didactique des médecines douces et des lois qui les unissent, les théories mathématiques des systèmes, l'abord des thérapies psychocorporelles entre autres, orientent sur la signification du lien qui unit les êtres. Ce lien a différentes appellations et spécifications selon les circonstances et les matières :

mécanisme d'attachement en éthologie[1], relation en psychologie (Rogers)[2], compassion en médecine…

Les hommes se cachent bien souvent derrière le masque de la bienséance pour communiquer entre eux, ils ne dévoilent que peu leurs pensées véritables ou leurs vrais sentiments. Avec l'animal, ils se laissent aller, d'autant que celui-ci est spontanément bienveillant et réceptif. Ce rapprochement authentique est la condition nécessaire au transfert, il s'établit spontanément au sein de la famille, c'est la dyade[3] maître/animal de compagnie, et volontairement dans le cadre thérapeutique, dyade patient/thérapeute. Dans cette relation, vérité et authenticité sont indispensables, et c'est ce précepte que nous allons essayer de développer dans ce livre. Dans un rapport thérapeutique authentique, s'opère un transfert spontané.

Les médecines, dites douces, s'exercent par une écoute attentive, mais plus encore, affective dans le sens où le professionnel, dans son ressenti, est personnellement "touché" au sens de Colette Portelance dans son livre *Relation d'aide et amour de soi*. En fait, nous verrons que les animaux ont beaucoup à nous apprendre sur nous-mêmes.

Exerçant ma profession de vétérinaire en appliquant les théories énergétiques de l'acupuncture, j'ai eu à développer "l'écoute" des pouls, puis le repérage topographique des points par le toucher. L'approche et l'exercice de l'ostéopathie ont développé

---

[1] Attachement Bowlby : notion introduite par J. Bowlby en 1959, l'attachement est un lien d'affection spécifique d'un individu à l'autre et plus spécifiquement comme forme d'homéostasie, par laquelle l'enfant cherche le maintien d'une proximité à sa mère ainsi qu'ultérieurement à d'autres figures stables de son environnement, en régulant distance et accessibilité

[2] Rogers : né en 1902 à Chicago, en 1930 il se consacre à la psychothérapie des enfants délinquants, en 1942 il publie *Relation d'aide et psychothérapie* dans lequel il prône la relation authentique, la non-directivité, l'empathie, la congruence, le développement du potentiel personnel et la compréhension de l'autre (*experiencing*) sans l'approuver ni le laisser faire…

[3] Couple en association : 1 + 1.

ce ressenti et confirmé l'importance de cette perception manuelle. Ces pratiques m'ont amené, dès lors, à une conception du vivant différente de l'approche allopathique ; ce qui s'est confirmé en homéopathie et dans certaines techniques de soins psychocorporels.

Une cohérence rigoureuse m'est apparue, alors, entre les lois des théories homéopathiques, acupuncturales et d'autres médecines énergétiques, confirmant pour moi ce qui était déjà établi par mes pairs, mais aussi, apportant des réponses aux questions fondamentales qui n'ont cessé de nourrir ma quête de connaissance : qui sommes-nous ? Comment sommes-nous ? Une organisation, une anatomie se dessine, donnant à la forme un dynamisme relationnel avec des interconnections constituant des systèmes complexes. La médecine conventionnelle a isolé les individus, mécanisé leurs troubles et ignoré les liens qui les unissent et les articulent.

Cette vision plus globale sème le doute et pose une véritable question d'identité ; la théorie de l'évolution a apporté certaines réponses, la théorie génétique en a apporté d'autres. Les observations thérapeutiques, les mécanismes de transfert, en confirment d'autres encore comme la théorie mathématique de Bertalanffy[4]. Même si toute connaissance est une réduction du réel et porte donc en elle-même l'erreur, ces modèles sont des supports dont l'intellect a besoin. Mais il nous faut prendre conscience que notre intellect n'est qu'un outil qui devra s'effacer devant le vécu expérimenté ; aussi ne faut-il pas être trop attaché aux concepts et théories qui ne sont que des approximations. Accepter cela permet une plus grande liberté ; nos pas sont une suite de déséquilibres rétablis, et c'est à cette condition que se réalise la marche. J'espère au fil du livre, par touches successives, vous amener à élargir l'idée que vous avez, a priori, de vous-même.

---

[4] Voir chapitre VI.

La multitude de culture, et notre ignorance, nous ont fait rejeter des connaissances millénaires et, aujourd'hui, le mystère dope nos imaginations, mais crée également des doutes et des confusions. Le verbe, le mot même qui désigne, est une convention de représentation, un symbole. Par-delà l'enchaînement des siècles et des cultures, ces mots se sont voilés de mystères, tel le yin et le yang en thérapie chinoise. Des médecines diverses ont été développées sur des continents différents, en des époques parfois reculées ; leur compréhension est donc plus difficile pour l'étranger, ignorant la culture locale.

Ces médecines sont encore durement jugées, voire incomprises par la communauté scientifique. Pourtant, le progrès des sciences fondamentales, mathématiques et physiques, les hypothèses d'agencement de l'univers, donnent des concepts de probabilité de présence, des espaces courbés, enroulés, etc., qui sont proches des notions fondamentales énergétiques. La théorie générale des complexes juge utopique la relation simple : une cause induit un effet. Aussi, ne condamnons pas d'emblée ce que nous ne comprenons pas, mais révisons plutôt notre mode d'appréciation des faits.

Le développement de l'intellectualisation nous a permis de porter un regard rationnel sur nos comportements émotionnels, regard à l'origine de l'analyse psychologique ; ce même intellect montre à présent ses difficultés à s'approprier des concepts paradoxaux, comme la probabilité de présence, les dimensions multiples, les causalités diverses. Nos outils d'appréciation des phénomènes : nos sens, notre conscience, notre culture sont à des degrés différents d'affinement, selon notre nature et le suivi de notre entraînement. Ce qui est acquis pour l'un, est étrange pour l'autre. Déduire superficiellement qu'une chose n'existe pas, relève plus du handicap que du discernement.

Un compositeur, artiste dans son domaine, qui perçoit intérieurement sa musique et les notes sur ses portées, est aussi subtil qu'un acupuncteur qui discerne que la qualité d'énergie circulante est bois, feu ou perverse. En réalité, tout ceci est une affaire de concepts mentaux interprétant un monde de sensations, qui lui-même prend un sens dans une organisation intelligible. Rien de très différent de la démarche scientifique, sauf que la vue est le premier sens du chercheur scientifique (il faut voir pour croire), alors qu'ici, ce sens est volontairement désactivé. À l'évidence, l'écoute d'un morceau de musique orchestrée laisse discerner la mélodie à l'oreille, alors que la vue de la partition peut donner la rythmique, mais pas le plaisir musical ni la cohérence construite de la suite mélodique.

Des cas cliniques étayeront la construction de cette synthèse des différentes médecines afin de rappeler que c'est le vécu, et non le jeu intellectuel, qui est la base de l'expérience. L'exemple n'est pas une preuve, c'est un élément cohérent sur lequel s'établit une réflexion. Les affirmations sont, comme les théories, vouées à être un jour dépassées par d'autres, alors que les expériences restent. Leurs exemples fourniront le support de confirmation, ou de réfutation, dans vos éveils de conscience. En philosophie et en spiritualité les paradoxes fleurissent. Selon l'échelle de compréhension, l'expérience est authentifiée ou perd son sens. La médecine est une science dite non exacte. Il est vrai qu'en occident, elle a erré longtemps, elle s'est enorgueillie avec l'ère industrielle et l'industrie chimique, mais elle reste encore immature vis-à-vis du jeu des mécanismes électroniques au niveau moléculaire, des interactions du psychique sur le corps, des modes d'établissement des formes, par exemple pendant les premiers stades embryonnaires, alors que les codes génétiques sont encore illisibles puisque en pleine réplication, etc.

Cette synthèse prouve l'humilité nécessaire aux praticiens dans leurs orientations, afin d'éviter les jugements hâtifs qui confirment l'ignorance des médisants. Puisse ce livre montrer la force des associations multidisciplinaires en médecine, en rappelant que le but suivi par tout médecin ou vétérinaire sincère est la réponse la plus juste, à la demande d'aide formulée par le langage ou par le corps en souffrance du patient, ou de l'animal.

Chapitre I

Communication ou contagion ?

Voyons tout d'abord quelques cas cliniques, afin d'établir ces liens.

Cas clinique n°1

Monsieur A. m'amène à la visite son chien Nestor. En rédigeant sa fiche, il me rappelle que nous nous connaissons et qu'il m'avait déjà consulté lorsque j'étais remplaçant de son vétérinaire. Il me rafraîchit la mémoire, me parlant de son berger Fox que j'avais suivi alors. Content de mes services, il avait été peiné de mon départ, mais était resté fidèle à la clinique. Dernièrement son autre chien, Nestor, s'était blessé à la patte, et il avait consulté le vétérinaire qui avait diagnostiqué une rupture des ligaments croisés du genou gauche.

— *Docteur, me dit-il, j'ai un doute sur la nécessité d'une intervention chirurgicale, pouvez-vous me confirmer ce diagnostic ?*

Tout en remplissant la fiche clinique, je cherche à savoir, comme à chaque consultation, quels sont les antécédents pathologiques de Nestor.

J'apprends que le chien a souffert pendant longtemps de troubles digestifs, avec des diarrhées répétitives, et qu'il a été opéré de la vessie pour des calculs qu'il a fallu extraire. Le souvenir de nos anciennes entrevues que ce monsieur m'avait rappelées au début de notre entretien pour son chien Fox, m'amène à une réflexion dont je lui fais part aussitôt :

— *N'avais-je pas opéré Fox pour des problèmes similaires d'obstruction urinaire par des calculs ?*

— *Affirmatif,* me répond-il, *je suis d'ailleurs poursuivi par la malchance puisque Fox, après votre départ, s'est également fait mal à la patte et a été opéré des ligaments croisés du genou.*

— *Lequel ?*

— *Le gauche.*

— *Vos deux chiens ont donc développé les mêmes affections, diarrhées chroniques, calculs dans la vessie, rupture des ligaments croisés du genou gauche ?*

— *Oui*

— *L'alimentation était-elle identique pour les deux ?*

— *Du tout, j'ai suivi pour Nestor les acquis de l'expérience, et il profitait d'une alimentation conseillée par votre confrère.*

— *Dites-moi, et vous, de quoi souffrez-vous ?* (Cette question me paraissait aussi logique que la précédente, à savoir que le point commun de ces deux chiens était bien le maître).

— *Moi ?* Il hésite un peu, puis répond : *diarrhées chroniques, calculs dans la vessie et je suis opéré des ligaments du genou gauche !*

Nestor a finalement été opéré du genou comme Fox, le précédent chien de mon client.

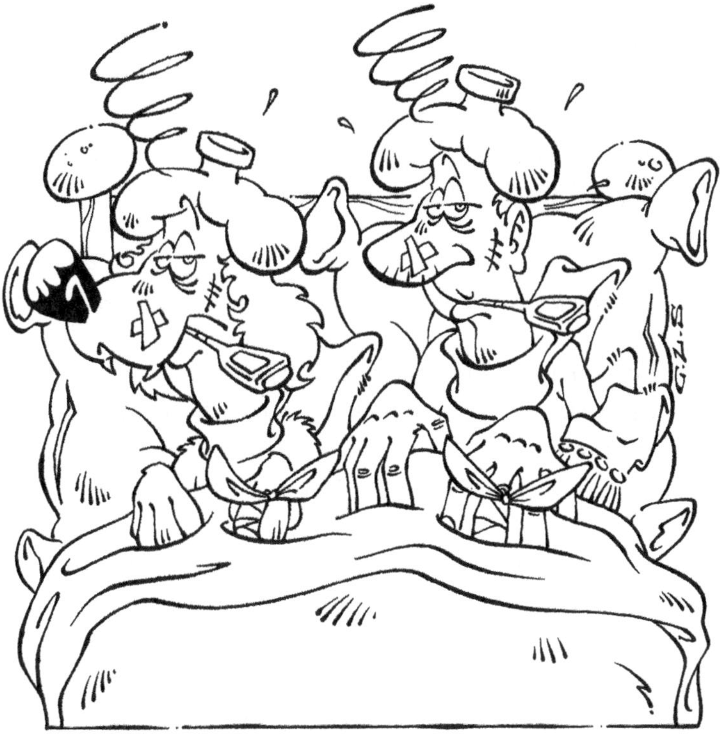

CAS CLINIQUE N°2

Madame B. me présente à la consultation son chien Puce, un adorable épagneul breton, et m'indique que l'animal à un trou dans la joue, d'où s'écoule constamment de l'eau.

J'ausculte le chien, lui ouvre la gueule pensant découvrir une dent cariée, mais la bouche est parfaitement saine, sans abcès dentaire pouvant expliquer le problème. Le liquide qui s'écoule n'est d'ailleurs que de la salive bien claire. Pour une raison inconnue, le canal de la glande salivaire s'est bouché et il s'est formé une fistule dans la joue. Je dispense des soins locaux et demande à revoir Puce huit jours plus tard...

Comme convenu Puce m'est représenté. Cette fois, il est accompagné par monsieur et madame B. L'examen révèle que l'inflammation a disparu, par contre l'écoulement reste intermittent mais ne crée plus de gêne, aux dires de sa maîtresse. Pendant notre conversation, je constate que monsieur B. a un tout petit pansement posé sur la joue, et sur le ton de la plaisanterie, je lui dit :

— *Vous étiez encore endormi au rasage ce matin ?*

— *Pas du tout,* me rétorque-t-il, *j'ai la même affection que mon chien. Suite à la chute d'un tube néon que j'ai reçu sur la joue, j'ai eu une coupure du canal salivaire et depuis, la salive s'écoule de temps en temps par-là.*

Je me retourne et vérifie : la fistule est placée sur le même coté, sensiblement au même endroit pour le chien et son maître !

CAS CLINIQUE N°3

Monsieur C. est âgé, vit seul avec son chat et se plaint qu'aucun vétérinaire ne parvienne à le guérir. L'animal s'arrache les poils du dos sur une zone précise, et se gratte parfois jusqu'au sang. En venant au cabinet, il espère que les médecines que je pratique permettront de trouver une solution. En effet, tous les examens et autres biopsies réalisés ne révèlent rien. Les traitements à la cortisone sont restés sans effet. Lui-même refuse le diagnostic de trouble psychogène, et tente une dernière approche thérapeutique.

À cette époque, j'étais déjà confirmé dans la pratique de l'acupuncture et j'applique des techniques de soin de médecine énergétique chinoise, clôturant la consultation par une prescription homéopathique. Un contrôle est programmé 10 jours plus tard.

Monsieur C. revient comme convenu, mais insatisfait. Aucune amélioration ne s'est manifestée, mais il accepte cependant une nouvelle tentative.

J'essaie une autre approche, vérifie au passage le libre mouvement des articulations vertébrales, et après trente minutes de soins, je prescris un autre traitement.

Quinze jours plus tard, monsieur C. arrive radieux à la consultation, il sort fièrement son chat du panier et me montre le dos pratiquement guéri de l'animal. Il ne subsiste qu'une fine cicatrice glabre. Je reproduis le même traitement que précédemment, et maintiens la prescription pour un mois.

Trois mois plus tard, je revois monsieur C. qui m'interpelle :

— *J'ai besoin de vous voir en urgence, ça a recommencé, il s'est arraché la peau au même endroit, tout est à refaire !*

Plus ennuyé encore que son maître, je l'invite à s'assoir derrière mon bureau, et je pose le panier du chat sur la table de consultation. Après avoir constaté les dégâts, je retourne vers lui, pointe mon doigt sur son dos.

— *Qu'avez-vous là ?* Dis-je d'une voix assurée.

— *Là ? Je me suis brisé une vertèbre, j'ai été opéré, j'ai une plaque vissée qui bloque l'articulation vertébrale. Pourquoi ?*

— *Monsieur, j'ai le regret de vous apprendre que ce chat ne sera débarrassé de ce problème qu'à la condition qu'il soit placé dans une autre famille d'accueil, je crains qu'il ne perçoive sur lui, la gêne que vous ressentez à cet endroit.*

J'ai étayé alors mon propos de quelques exemples, et lui ai demandé de me rappeler quelques temps après avoir placé son chat dans la famille de ses enfants. Cette période d'essai a été suivie d'une guérison définitive du chat, et monsieur C. n'a pas repris d'animal de compagnie.

Qu'en est-il de ces exemples, des coïncidences diront certains, des cas isolés affirmeront d'autres. J'ai bien sûr réagi comme tel, sans pour autant nier les faits. J'ai alors fouillé un peu plus, posé des questions, et partagé mon étonnement pendant les consultations avec les maîtres. Ils n'ont pas toujours accepté cette implication sans réticence, et si la majorité a partagé avec enthousiasme et curiosité la recherche, d'autres ont fui. Pourtant, tous reconnaissent que nos animaux ressentent nos états d'âme, et donc y participent au moins passivement. Je me suis alors tourné vers les spécialistes en médecine et en communication.

La médecine officielle ne peut apporter de crédit à de telles observations, tout au plus l'éthologie[5] conçoit la communication non verbale, et les mécanismes d'imitation comme source de possibles comportements déviants de l'animal vivant à proximité de l'humain. Ainsi, un chat va miauler à la moindre occasion pour exprimer une intention (Dr Boris Cyrulnick). Il a appris que le bruit émis par la bouche est efficace, puisque nous l'utilisons en permanence. Il applique la méthode et est récompensé par la réponse donnée ou par l'intérêt qu'il suscite quand il miaule. Dans l'environnement humain, le chat miaule beaucoup plus qu'à l'état sauvage.

A. Brossard, dans son ouvrage sur la communication non verbale décrit des attitudes, des micromouvements indiquant le rang social, le rapprochement sexuel, le refus, l'engagement ou le rejet. Par certains gestes ou attitudes, le corps induit la séduction, la soumission ou l'affirmation, etc., communiquant, ainsi, par l'intermédiaire du canal visuel. Les exemples sont multiples : par inclinaison de la tête sur le côté pour attendrir chez l'homme, en

[5] Éthologie : science du comportement basée sur l'observation des animaux et des hommes dans leur milieu de vie naturel.

fléchissant les antérieurs, en cabrant le dos et secouant la queue, pour inviter au jeu chez le chien.

La communication au moyen de signaux chimiques a fait l'objet de recherches, en médecine vétérinaire, aboutissant à la commercialisation de certaines phéromones. Elles sont recueillies pour un usage vétérinaire, afin d'apaiser les chiens, les chats, les chevaux, ou encore pour l'incitation au marquage facial en remplacement du marquage urinaire des chats. L'humain réagit également à ces signaux : une expérience amusante, décrite en éthologie, est celle de la salle d'attente dont une des chaises est marquée par les odeurs d'une femme en période d'ovulation. Les patients masculins présents dans cette salle vont préférentiellement s'asseoir sur cette chaise, signifiant ainsi que des mécanismes subtils, dont nous sommes inconscients, régissent également nos attitudes.

Des signaux chimiques odorants interviennent pour le marquage du territoire, et comme identité olfactive (marquage urinaire et des glandes anales principalement pour l'animal, usage des parfums par l'homme). Les messages induits par des signaux chimiques non odorants, mais actifs sur la fonction voméro-nasale[6], sont moins conscients, du moins pour nous, les humains, car plus instinctifs. Ils activent des pulsions dont le processus peut être plus ou moins accepté, puisque la conscience en est, en grande partie, voire complètement, exclue.

Il n'est donc pas ridicule d'imaginer des systèmes relationnels, autres que visuels ou olfactifs, qui agiraient sur une fonction inconsciente d'intégration de l'information. L'éthologie a élargi son champ d'exploration des modes de communication. L'analyse moléculaire a confirmé la présence de procédés chimiques de transmission de l'information, mais nous avons laissé de côté un

[6] Certaines phéromones sont actives chimiquement en ce lieu qui se situe dans la zone bucco-nasale.

pan colossal d'interactions communicantes possibles, que les cas cliniques révèlent.

Les civilisations passées, à faible technologie, ont utilisé des moyens très différents d'investigation. Moyens encore d'actualité dans certaines parties du globe, comme l'usage de drogues, de transes, ou de techniques de yoga conduisant à des états modifiés de conscience, et ainsi, à une perception différente de l'environnement. Leurs observations, leurs conclusions livrées au travers de textes anciens, comme les védas, le *yi-king*, et autres, ou simplement les théories des médecines chinoises, tibétaines ou chamaniques ont un ancrage dans la réalité, que nos découvertes modernes n'ont pu ébranler.

"Toutes ces médecines sont modernes, puisqu'elles se pratiquent encore, mais il faut les comprendre dans leur contexte sociohistorique", affirme Laurent Pordié, spécialiste de la médecine tibétaine et chinoise.

À notre époque, nous abordons les choses différemment, nous estimons avec nos capacités mentales d'analyse, nous construisons une interprétation matérielle de certains fronts, ce qui en exclut d'autres, mais ne les rend pas inexistants pour autant. Un métadéveloppement des sens ou de la conscience s'obtient aujourd'hui par des techniques sonores holophoniques, avec synchronisation des cerveaux droit et gauche, par des techniques de chambres démagnétisées, par une rythmicité sonore et une mise en phase des ondes cérébrales, par la prise d'*ayahuasca*[7], par la répétition de mantras à la manière des psalmodies qui occupent le mental pour mieux en échapper. Si certaines substances ou techniques produisent des hallucinations, d'autres vont créer des effets induisant une connaissance intuitive, ou encore une intériorisation des sens, mécanisme connu des yogi.

---

[7] Drogue hallucinogène.

Le relevé topographique des points d'acupuncture est un mystère quant à la précision de leur localisation. Un habitué en repère tactilement le lieu, mais la distribution globale et le concept demandent une capacité de perception hors du commun.

Remarquons, en aparté, que l'industrie pharmaceutique si vindicative dans le passé vis-à-vis des sorciers et autres particularités tribales, recherche actuellement les hommes/médecines, les chamans et autres guérisseurs, afin qu'ils révèlent leurs connaissances en matière de botanique, et de préparations médicinales. Leur savoir empirique permet de gagner un temps précieux, et d'économiser des coûts importants de recherche pour la réalisation de nouvelles molécules thérapeutiques. Les traditions sont utiles et disposent d'une richesse qu'il faut simplement réhabiliter en les confrontant à nos nouvelles méthodes de compréhension. Nous devons rester humbles devant cette compétence acquise au cours des siècles et cette humilité, utile et indispensable, est la condition nécessaire pour éviter la perte irréversible de ces connaissances.

Citons encore un exemple qui nous prouve combien de nombreuses consultations permettent d'établir un parallèle entre les symptômes présentés par l'animal et l'entourage immédiat, et nous montre que ceux-ci peuvent être comparables, même si les agents déclenchants sont différents.

CAS CLINIQUE N°4

Madame D. vient consulter pour son Yorkshire de cinq ans. Il souffre d'une toux rebelle, et s'essouffle après quelques minutes de jeu. J'avais déjà vu Peluche l'année précédente pour son vaccin et n'avais rien remarqué. Auscultant systématiquement les chiens à chaque visite, je suis donc surpris de constater que ce chien, qui n'a que cinq ans, présente des troubles cardiaques associés à un souffle auriculo-ventriculaire gauche. Cette pathologie est fréquente chez le vieux chien, c'est-à-dire à partir de dix, onze ans, mais certainement pas à cet âge.

— *À qui est ce chien, ou plutôt avec qui vit Peluche ?* Demandai-je à madame D.

— *C'est le chien de ma fille et il est toujours collé à elle.*

— *Votre fille a quel âge ?*

— *Vingt trois ans.*

— *Affectivement, a-t-elle des problèmes de cœur ?*

— *Justement, on n'arrive pas à la raisonner. Son petit ami l'a quittée il y a bientôt trois ans, et elle pleure encore son départ.*

— *Des problèmes de cœur, au sens affectif, peuvent se répercuter au niveau du fonctionnement de l'organe ; les émotions induisent des symptômes cardiaques. D'ailleurs le maître du cœur et de la sexualité (MC), méridien d'acupuncture, est directement impliqué dans les mécanismes de régulation du cœur et des émotions.*

— *Ma fille a consulté dernièrement un spécialiste, elle présente des troubles du rythme cardiaque avec des extrasystoles.*

— *S'il m'est autorisé de vous conseiller, je pense que votre fille n'a pas fait le deuil de sa relation. À son âge on doit pouvoir rebondir, une visite chez un psychologue devrait lui permettre de régler ce problème. Quant à Peluche, il ne se portera que mieux si sa maîtresse se rétablit.*

Ces correspondances sont légion ; elles signalent un mécanisme de “contagion” non encore élucidé par notre approche éthologique comportementale. Ayant pour ma part reçu un enseignement en médecine énergétique, j'y ai recherché l'interprétation sur la base de l'anatomie subtile. Nous verrons que nos mathématiciens ont apporté des explications dans la théorie générale des systèmes dont nous comparerons l'argumentaire.

Chapitre II

Acupuncture, électricité et biologie

Le chien est sur la table de soin, et son maître assiste à la séance depuis son fauteuil à deux pas de là. Les symptômes ont été clairement annoncés et inscrits sur la fiche, pourtant je semble ne pas en tenir compte. En effet, après les examens de routine d'observation des muqueuses, des yeux et des oreilles, l'auscultation cardiaque et respiratoire, et le palpé extérieur, je prends une attitude qui pourrait paraître étrange au non initié. Je suis absorbé par les sensations perçues sur des points clefs qui me renseignent sur des territoires corporels ou des organes internes. En fait, le diagnostic et le soin sont indissociables, puisque les mêmes points informent et traitent au travers d'un échange énergétique perçu comme une vibration. Vibration, information, transfert, c'est un peu tout ce qui se passe en ce lieu où le doigt semble collé jusqu'à l'équilibre des flux. La sensation y est variée et parfois douloureuse, mais il est rare que le chien s'en plaigne.

D'ailleurs, la palpation diagnostic réalisée, je commence presque toujours par les mêmes points qui relaxent profondément mon patient. Voilà que notre chien baille, ce qui est une réponse commune au 6MC, 5TR[8] deux points sur sa patte que je pratique en même temps. Ses troubles digestifs et le motif de la visite me font choisir la palpation des points de commande du gros intestin, de l'estomac, de la rate, voire aussi du foie selon leurs réponses. Puis, la logique théorique laisse place au ressenti et l'échange thérapeutique devient plus juste. Très vite l'haleine se charge, et son

[8] Le 6MC et le 5TR sont deux points d'acupuncture situés sur l'avant-bras de part et d'autre de celui-ci.

maître découvre à quel point son chien aurait besoin d'un détartrage. En fait, il ne s'agit pas des dents mais du souffle qui exhale les poisons légers. La perception de la douleur abdominale m'informe sur sa situation et sa gravité, après quelques instants, elle s'évanouit sous la main. Petit contrôle final sur les points diagnostics, il reste une perturbation sur le foie que je retourne explorer. Puis, plus rien d'anormal ne se signale au toucher des points. L'objet de la demande, les motifs de la consultation sont remplis. Le chien est donc rendu à son maître. Même si je complète le soin d'une prescription, elle n'est pas forcément nécessaire et mes clients s'en amusent, l'énergétique a cela de merveilleux : l'effet est immédiat. Parfois l'efficacité s'estompe, ce qui signifie que la démarche a été insuffisante, mais l'effet thérapeutique est toujours là.

Entrée depuis des millénaires dans la pratique des thérapeutes chinois, l'acupuncture obtient, en tant que discipline traditionnelle, des résultats aussi éloquents et spectaculaires que notre médecine moderne. Elle découle de la vision de l'organisme vivant aussi bien dans ses relations internes, que dans ses relations externes avec le monde environnant.

La médecine chinoise a donc une conception différente de celle que nous pratiquons, car elle est basée sur un principe essentiel : l'énergie. Nous ne devons pas en être déconcertés car elle nous révèle un fait parfaitement connu par nos institutions scientifiques : la vie n'est possible que si l'électricité y participe.

L'électrocardiogramme est un tracé spécifique de l'activité électrique du cœur d'un patient, qui se mesure sur la peau à distance du cœur. Nous avons tous testé les réflexes par stimulations électriques sur les muscles ou les trajets nerveux. L'activité neuromusculaire par dépolarisations membranaires est traitée dans tous les cours de biologie scolaire.

(La cellule vivante dispose de part et d'autre de sa membrane d'une différence de potentiel de 70mV pour une épaisseur membranaire de 75 Angström[9]).

Dans de telles circonstances, les macromolécules acquièrent une fonction électronique et toute la chimie s'apparente à un circuit imprimé. Les travaux de Cazzamalli ont permis de relever les fréquences électriques émises par le cerveau pendant des états émotionnels intenses : les longueurs d'ondes correspondantes sont de l'ordre du nanomètre, or la période d'enchaînement de l'ADN est de 3,4 nanomètres, ce qui laisse à penser sur l'origine macromoléculaire de ces radiations[10].

L'acupuncture chinoise, procédé médical à part entière, parle de polarisation en yin et yang. Elle nous dit que le yin n'existe pas sans le yang, que les deux ne sont jamais absolus, mais toujours relatifs et que l'on trouve même du yin qualifié plus yin encore, ce qui place le premier en situation yang par rapport au deuxième. Elle affirme que c'est cette dualité qui crée le souffle, c'est une définition imagée du courant électrique avec ses polarités positives et négatives. Le courant n'est possible que dans un circuit dont les extrêmes sont en opposition de potentiel. Les différences de potentiel peuvent s'échelonner, permettant ainsi de classer chaque élément par rapport à un autre.

En acupuncture, un circuit relie la périphérie de l'organe (à la manière de la périphérie cellulaire) avec deux points d'interaction nommés les points YU, situés sur le dos, partie yang du corps. Un autre circuit relie la profondeur de l'organe avec les points MO, situés sur le ventre, partie yin du corps. Le praticien qui applique les doigts d'une main sur les points YU du gros intestin par exemple, et les doigts de l'autre main sur les points MO du même gros intestin, réalise une décharge de l'excès de tension de l'organe, avec une

---

[9] Pr Berkaloff, *Biologie et physiologie cellulaire.*

[10] Dr Haddad, *Le déclin du cancer.*

mise en équilibre de son propre circuit et de celui du gros intestin de son patient. Un circuit en hypertension appelé "plénitude" ou en perte de tension électrique dit "vide" conduit à des dysfonctionnements. Le rétablissement d'une tension correcte par l'acupuncteur restaure la physiologie. Les échanges ioniques ne sont performants que dans une échelle bien limitée du champ électrique et au-delà de ces limites, les échanges sont perturbés ou stoppés. Ces points YU et MO sont décrits pour tous les organes et les entrailles[11].

En 1968, H. Frohlich, écrivait : "*On peut s'attendre à ce que les systèmes biologiques aient un niveau d'oscillations électriques longitudinales situé dans une gamme de fréquences comprises entre 1011 Hertz et 1012 Hertz. Celles-ci sont dues aux propriétés dipolaires membranaires, et à certaines liaisons de molécules géantes et peut-être à des amas d'électrons non localisés.*"

La médecine acupuncturale décrit pour chaque organe/entrailles une antenne qui court sur le corps, le méridien externe. Ces méridiens disposent de nœuds positionnés à des distances spécifiques des extrémités, dits "point SU/antiques". Tous les méridiens disposent des mêmes points étagés selon l'ordre suivant : *ting, iong, iu, king, ro*, réalisant par leurs espacements des séquences de longueur spécifique. Ces points sont utilisés dans les traitements des mêmes qualités vibratoires pour tous les méridiens dits yin, et pour tous les méridiens dits yang. La disposition anatomique des méridiens est pratiquement identique pour les différents mammifères.

La tradition chinoise ne parle pas d'électricité, ce terme étant récent, elle parle de *tchi* orthographié tantôt *tch'i* ou aussi *Qi*

---

[11] En acupuncture les viscères comprennent : - les organes : viscères généralement pleins de sang, usines de l'énergie comme les poumons, les reins, etc., - et les entrailles : viscères creux à rôle de transit.

regroupant à la fois la notion de courant, d'onde et d'énergie. L'usage du courant alternatif pour tous nos besoins industriels avec son risque d'électrocution, fausse la représentation que nous avons du courant biologique. Pourtant, le *tch'i*, électricité et onde simultanément, dont l'apparence est modulable en expression de champ électrique, magnétique, de courant, de charge, de vibration, d'information et de cristallisation est partout, puisqu'il est au cœur même de la matière et rayonné par elle ; c'est pourquoi, pour les savants chinois, le *tch'i* est une énergie dynamique en perpétuelle transformation, amenant au concept : “tout bouge, vibre et se transforme”.

“La racine de tout mode de vie, de toute naissance et de tout changement est le tch'i.” (Nei Ching)

Le domaine d'étude est donc immense, aussi bien en intracellulaire avec les micro-courants, les fréquences propres des macromolécules, qu'en péricorporel sur le corps et à distance de celui-ci.

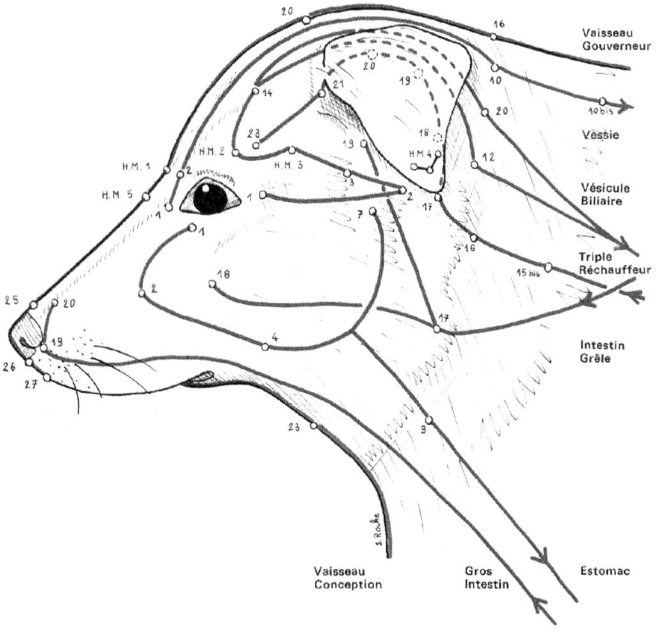

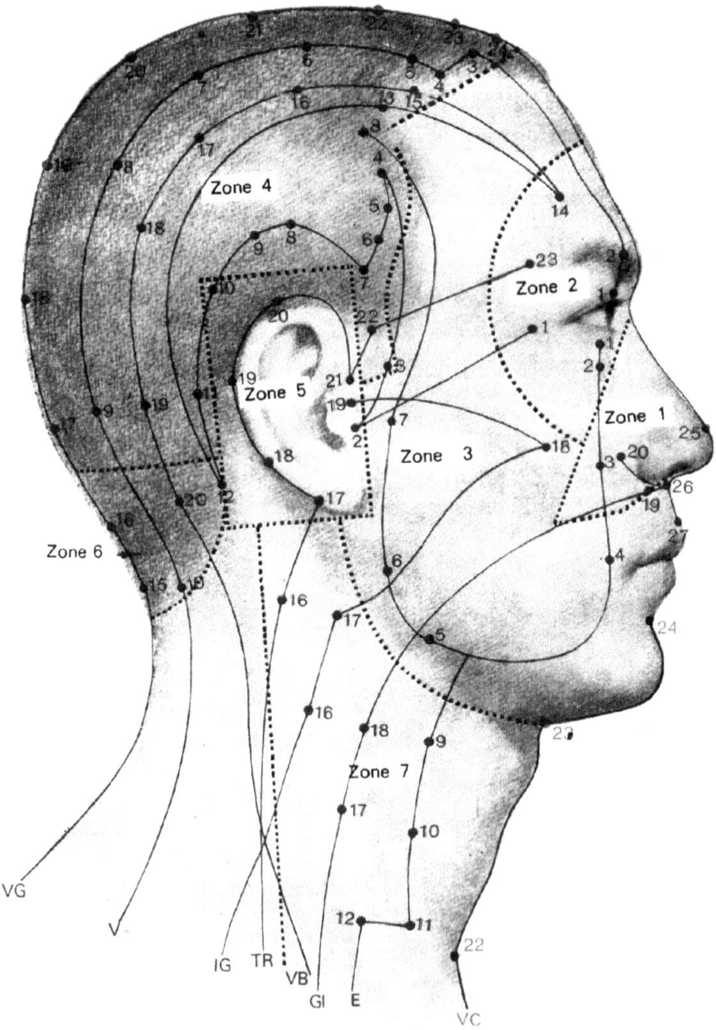

— Comparatif du trajet des méridiens sur la tête —

Dans la course contre le cancer, de nombreux appareils de traitement, en produisant des champs électromagnétiques et autres ondes pulsées, ont vu le jour.

Reiter et Gabor ont confirmé que tous les tissus embryonnaires, comme les tumeurs malignes, émettent plus de rayonnement que les autres, et ils ont mesuré la longueur d'onde de ce rayonnement.

Georges Lakhovsky a cherché à reproduire les fréquences propres de l'A.D.N. Sa méthode, dite "Oscillation cellulaire", consiste à appliquer sur l'organisme des circuits en forme de ceinture, collier et bracelet, qui se portent de façon continuelle, ou à irradier les malades pendant un certain nombre d'heures au moyen du lit "radio-cellulo-oscillateur"[12].

Mais revenons aux bases de l'acupuncture, dont le fondement est la dualité yin/yang. L'unité d'origine se présente à la manifestation sous deux aspects complémentaires et ce dynamisme créatif se perpétue en cascades d'organisations. Les traditions lointaines ont cela de commun, elles s'établissent sur les mathématiques pour affirmer le sens, l'harmonie des arrangements dans l'univers dont toute forme vivante, même la plus petite, est un modèle. Ainsi, des analogies apparaissent à l'observateur, ce qui lui permet de les classer et d'en reconnaître les interrelations. Un monde symbolique ou archétypal central est décrit comme l'axe

---

[12] *"Après avoir démontré l'action d'un rayonnement électromagnétique (radio-cellulo-oscillateur) sur l'oscillation de la cellule vivante, ainsi que l'action des ondes cosmiques sur les organismes végétaux et animaux, je pouvais songer à imaginer un dispositif simple qui permettrait d'utiliser l'action des ondes électromagnétiques naturelles pour entretenir l'équilibre oscillatoire cellulaire en maintenant la santé ou en la rétablissant le cas échéant(...). J'ai donc pressenti que je pouvais obtenir les mêmes effets curatifs que ceux relatés dans ma première communication du 26/07/1924 à la société de biologie en remplaçant le radio-cellulo-oscillateur par un simple circuit résonnant disposé à l'entour du sujet. Ce circuit résonnant était constitué dans l'expérience originale par une simple spire circulaire de 30cm de diamètre en fil de cuivre nu de 25mm de section. Les extrémités, distantes de quelques centimètres, sont maintenues isolées dans l'air par un support en ébonite. Cet oscillateur résonne sur l'onde fondamentale de 1 m 885 environ (...). L'expérience ainsi instituée suivant ma conception a parfaitement réussi, puisque les géraniums témoins inoculés et non traités sont morts, alors que celui qui portait le circuit oscillant, non seulement a résisté au mal, mais après de nombreuses années, a atteint une vigueur exceptionnelle... Je venais donc d'obtenir au moyen du circuit oscillant, des résultats qui n'avaient pu à ce jour être obtenus ni chirurgicalement, ni par aucune autre thérapeutique—car les plantes inoculées du cancer périssent toujours par cachexie. Je résolus d'expérimenter le circuit oscillant sur les hommes et sur les animaux."* Lakhovsky Georges *L'oscillation cellulaire*, éditions G. Douin 1931, page 31

invariable de notre monde. De nombreuses similitudes existent dans l'organisation mathématique, entre les croyances de l'Égypte des pharaons, les textes hébraïques sacrés dont la Kabbale, les textes alchimiques, les théories hermétiques, pythagoriciennes et le *Yi-king* chinois[13]. C'est en fait, assez rassurant de trouver ce centre commun qui était considéré comme la connaissance fondamentale apportant compréhension et sagesse à celui qui en perçait les mystères.

"*Pourquoi ne pas admettre que, provenant d'une source commune, les grandes Traditions se sont orientées, en vertu du génie propre à chaque peuple, vers la compréhension, vers la connaissance de la matière et vers celle de l'esprit, insistant plus particulièrement sur les applications propres à l'un ou l'autre de ces aspects et à leurs relations*", écrit Jacques Pialoux.

Le *Yi-king* chinois est aussi nommé livre des transformations. Cet écrit, *Livre de la terre et du ciel*, appelé aussi "livre des sagesses" est consulté en chine comme on consulte les oracles[14], car il est d'une grande portée philosophique. Nous allons l'aborder pour l'arrangement de ses éléments mathématiques : les suites de traits superposés, dits bigrammes, trigrammes... jusqu'aux hexagrammes, sont la base logique d'établissement des lois de l'acupuncture. Mais

---

[13] "Après dix ans de recherches, Marie-Gabrielle Janier a retrouvé le lien qui unit l'ensemble des religions, des philosophies, des sciences traditionnelles et contemporaines. Elle part d'un point initial qu'elle développe jusqu'à obtenir un diagramme en forme de croix, dans lequel s'inscrivent de nombreuses figures géométriques. L'auteur nous fait découvrir, à l'intérieur de ce graphique, les symboles des religions et les archétypes universels (tel que l'œil d'Horus, le Caducée d'Hermès, le yin et le yang, le Sceau de Salomon, le Triangle des Francs-maçons, de nombreuses formes de croix, la Colombe, la Vierge et l'Enfant, le Graal...) ainsi que le schéma représentant la structure de la molécule d'ADN. Chaque texte accompagne le dessin d'un des symboles retrouvés dans cette "croix initiale" et tout au long de son développement, Marie-Gabrielle Janier nous démontre brillamment qu'un principe universel existe et harmonise tout l'univers." Janier Marie-Gabrielle *À la découverte du mystère Divin,* éditions Alain Brethe : collections tradition et modernité, page de garde.

[14] Les traits s'accordent en relations les uns aux autres, comme les membres d'une même famille, leurs dispositions réciproques autorisent des commentaires applicables aux événements courants de la vie.

cette approche mathématique n'est qu'un aspect de ce joyau qu'est le *Yi-king*, qui mérite une place privilégiée dans toute bibliothèque.

Les hexagrammes du *Yi-king* sont comparables au langage binaire de nos transistors électroniques, aux semi-conducteurs ; c'est le langage informatique en « oui » ou « non », mathématiquement 1 ou 0. Du Tao, naissent le yin et le yang, de ces deux naissent quatre bigrammes qui, en se combinant, donnent les huit trigrammes et ainsi de suite pour faire apparaître les soixante-quatre hexagrammes.

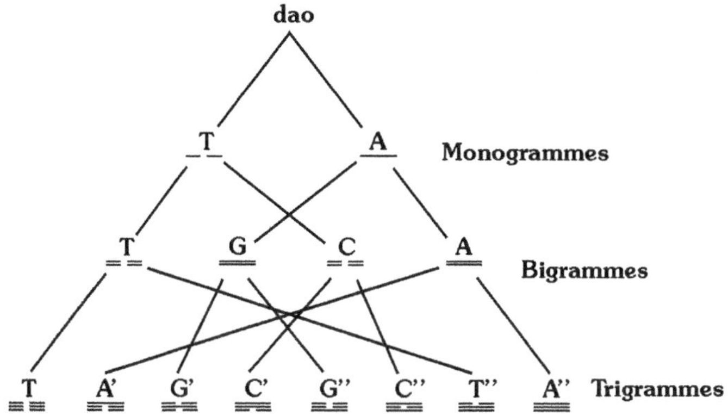

— La genèse des énergies, d'après Jacques Pialoux (*Le diamant chauve*) —

Un seul trait c'est un monogramme, deux traits un bigramme, et ainsi de suite jusqu'aux 64 hexagrammes. Le trait discontinu représente le trait yin, le trait continu est un trait yang.

"Derrière l'aspect apparent, rébarbatif, mathématique du Yi-king, se cache tout le symbolisme de chacun des monogrammes, des bigrammes, des trigrammes et des hexagrammes qui le composent. Leurs mutations ont depuis plus de 5000 ans, intrigué et ravi les plus grands Sages, de Confucius à C.G. Jung. En méditant sur ses bâtons apparemment secs et stériles, ces Sages ont accédé aux plus hautes spéculations philosophiques et spirituelles. Les commentaires, qu'elles leur ont inspirés, sont d'une telle portée universelle qu'ils constituent sans doute l'un des grands Livres de l'humanité, et un enseignement unique, accessible à chacun, pour

peu que l'on sache le traiter avec le respect qui est dû à ce que l'homme a peut-être de plus sacré : la connaissance[15]*".*

C'est à Jacques Pialoux et Marc-Xavier Pialoux que l'on doit la réalisation du décodage le plus abouti du *Yi-king* pour son application en acupuncture. Il serait trop long et fastidieux de reprendre le détail de leurs conclusions respectives, mais je crois opportun d'en produire certaines, afin d'identifier des mécanismes que nous retrouverons en commun avec d'autres médecines.

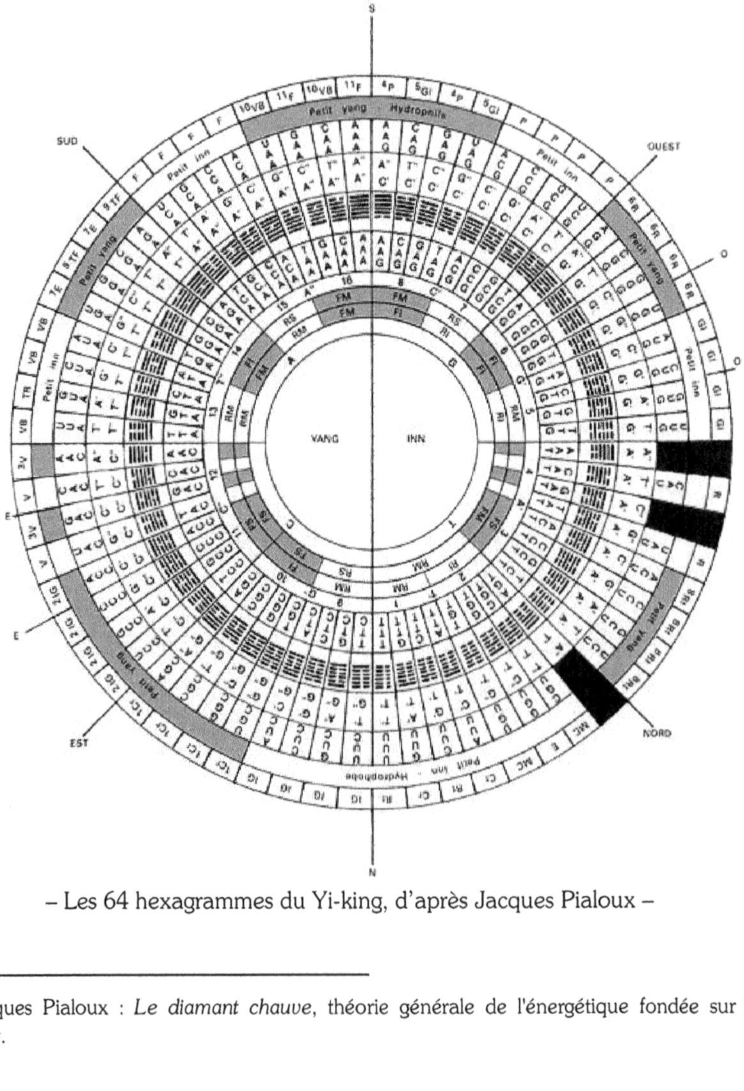

– Les 64 hexagrammes du Yi-king, d'après Jacques Pialoux –

[15] Jacques Pialoux : *Le diamant chauve*, théorie générale de l'énergétique fondée sur le *Yi-king*.

Globalement, les chinois décrivent la structure énergétique animale et humaine comme une réalité électro-thermodynamique ouverte sur l'extérieur. Quatre énergies (ce sont leurs fonctions qui les classent) alimentent et construisent ce tout. L'énergie transcendantale "T", dite aussi tellurique, est à la base de toute la structure intime de toute matière ; l'énergie génétique "G" issue de nos parents, englobant le patrimoine cellulaire, inné et acquis embryologique ; l'énergie alimentaire "A" issue des aliments divers ; l'énergie comburante" C" provenant de la respiration cellulaire. Ces quatre énergies sont représentées par les bigrammes (deux traits) du schéma. Tout l'agencement repose sur ces quatre bigrammes : T, G, C, A. Un hexagramme (six traits) est constitué de trois bigrammes. Ils sont notés ainsi : (T.G.A) ou (G.G.C.), etc., à la manière des codons[16] du code génétique (cette comparaison avec le code génétique n'est pas fortuite et fait l'objet d'études approfondies).

Ces diverses énergies entrantes sont préchauffées, l'air est préchauffé, filtré (comme le moteur à explosion d'une voiture), l'aliment est précoupé, imprégné de salive, les rayonnements extérieurs sont filtrés, etc. Cette fonction de préchauffage est réalisée par le système nommé Trois Réchauffeurs (Réchauffeur supérieur, moyen et inférieur) qui va être directement associé aux trois foyers, le foyer supérieur cardiorespiratoire, le foyer moyen digestif et le foyer inférieur génito-excréteur. Les foyers sont l'intimité fonctionnelle des organes qui transforment et fournissent l'énergie, comme des foyers de combustion.

Un système de régulation assure une cohérence d'utilisation des foyers et des Réchauffeurs, c'est le système central des huit Merveilleux Vaisseaux. Nous verrons que ces Merveilleux Vaisseaux sont la contrepartie énergétique acupuncturale des glandes endocrines en médecine occidentale, et ils sont aussi en correspondance avec les chakras tibétains.

---

[16] Codon : unité du code génétique codant pour un acide aminé.

En résumé, la dite machine électro-thermodynamique comprend donc des fonctions internes : les foyers, des fonctions externes : les réchauffeurs, et un système central de régulation. À la manière du yin qui naît avec le yang, l'interne est dynamisé par l'externe et inversement : les dehors et dedans n'existent que par complémentarité. C'est ainsi que les cycles fondamentaux de notre planète s'imposent dans les structures : les foyers sont dynamisés par les saisons selon un cycle annuel, et les réchauffeurs le sont par les conditions climatiques identifiées au moyen d'antennes intérieures de surface : les méridiens.

Les douze méridiens principaux ne sont pas que des circuits qui courent le long du corps. Plus ou moins reliés à des organes, ce sont des circuits d'échange, d'émission et de réception. Ils dessinent, au-dedans du corps et à sa périphérie, un arrangement comparable à un circuit imprimé électronique. Pression, température, humidité, sont des informations énergétiques reçues par les antennes que sont les douze méridiens appelés méridien du poumon (P), méridien du gros intestin (GI), de l'estomac (E), de la rate (Rt), du cœur (C), de l'intestin grêle (IG), de la vessie (V), du rein (R), du maître du cœur (MC), du triple réchauffeur (TR), de la vésicule biliaire (VB), du foie (F). Ces méridiens suivent un rythme d'activité de 24 heures, ce qui est représenté traditionnellement sur un cercle annoté en rayons de deux heures en deux heures (heures GMT). Le schéma qui suit, nommé “six qualités”, indique la participation spécifique des méridiens aux protections climatiques : contre le chaud, le froid, etc. Six qualités pour douze méridiens, ce qui signifie qu'ils sont couplés ainsi : (P-Rt), (GI-E), (C-R), (TR-VB), (MC-F), (IG-V). Leur nom traditionnel est celui indiqué en légende.

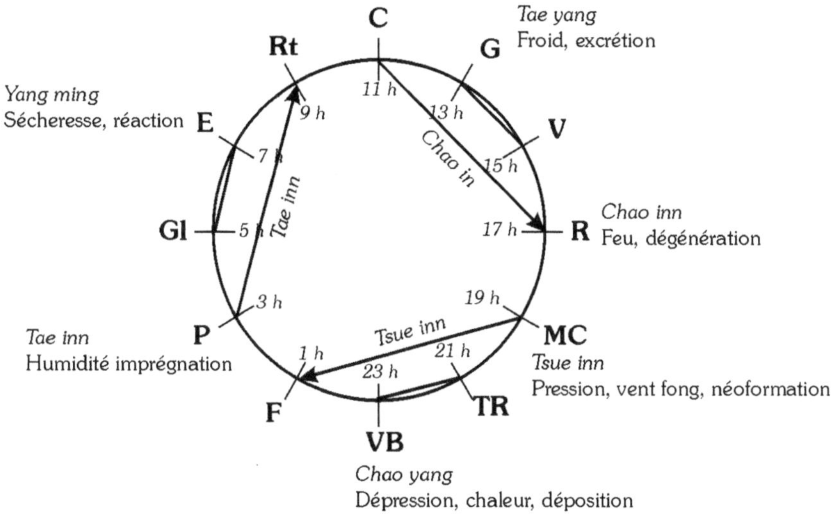

– Cycle horaire de circulation des énergies dans les méridiens + les six qualités

Ce qui est singulier par rapport à la médecine occidentale, c'est la compréhension parfaite des manifestations pathologiques issues des conditions climatiques.

— *Pourquoi l'humidité relance-t-elle mon arthrose du genou ?* (le méridien de rate passe au genou.)

— *Pourquoi le vent me donne-t-il mal à la tête ?* (le méridien de la VB est particulièrement développé sur le crâne.)

— *Pourquoi le froid me fait-il uriner davantage ?* (le froid correspond au rein et à la vessie), etc.

De surcroît, se confirme l'observation clinique de troubles horaires dont le cycle circadien des énergies dans les méridiens donne une interprétation :

— *Pourquoi est-ce que je me réveille pour tousser toutes les nuits à 3h00 solaires ?*

— *Pourquoi les chiens font-ils une torsion d'estomac à 22h00 ?*

— *Pourquoi la crise cardiaque est-elle plus fréquente à 12h00 ?*

— *Pourquoi mon chien se lèche-il les pattes de devant tous les soirs ?*

Le cycle circadien commence à 3h solaires par le méridien du poumon, puis passe, de deux heures en deux heures, dans les autres méridiens, selon l'ordre P poumon, GI gros intestin, E estomac, R rate et ainsi de suite pour les 12 méridiens...

Quand l'énergie est la plus présente, au milieu du cycle, par exemple à 8h00 pour l'estomac, elle est du même coup la plus déficiente à l'opposé horaire, donc à 20h00. À cette heure-là, elle circule principalement dans le méridien du MC (Maître du cœur et de la sexualité), dont la fonction est comparable au mécanisme "neurocirculatoire" du système parasympathique qui est une fonction sans organe, mais qui régule les mécanismes nerveux, vasculaires et émotionnels. L'heure du MC est l'heure tristement célèbre des pics de suicide.

Le rythme saisonnier des pathologies, comme les allergies de printemps ou les troubles cardio-vasculaires d'été, impliquent des dysfonctions au niveau des foyers, plus ou moins stimulés ou déficients en fonction des saisons. C'est la relance énergétique saisonnière de fonctionnement des organes et des entrailles, spécifiquement à chaque saison, qui est représentée traditionnellement par le cycle des "cinq éléments". Ce cycle équilibre les forces et énergies internes par un jeu de stimulation, **cycle *tcheng***, et d'inhibition, **cycle *ko***. Les cinq éléments sont l'eau (Rein, Vessie), le bois (Foie, Vésicule Biliaire), le feu (Cœur, Intestin Grêle), la terre (Rate, Estomac) et le métal (Poumon, Gros Intestin). Ces associations sont fonctionnelles et s'étendent à des organisations interactives tissulaires. Par exemple : un alcoolique au foie malade aura, aussi, une déficience neuromusculaire. Autre exemple : une pathologie d'eczéma peut s'aggraver en devenant de l'asthme, si le traitement mal conduit a intériorisé le trouble, etc.

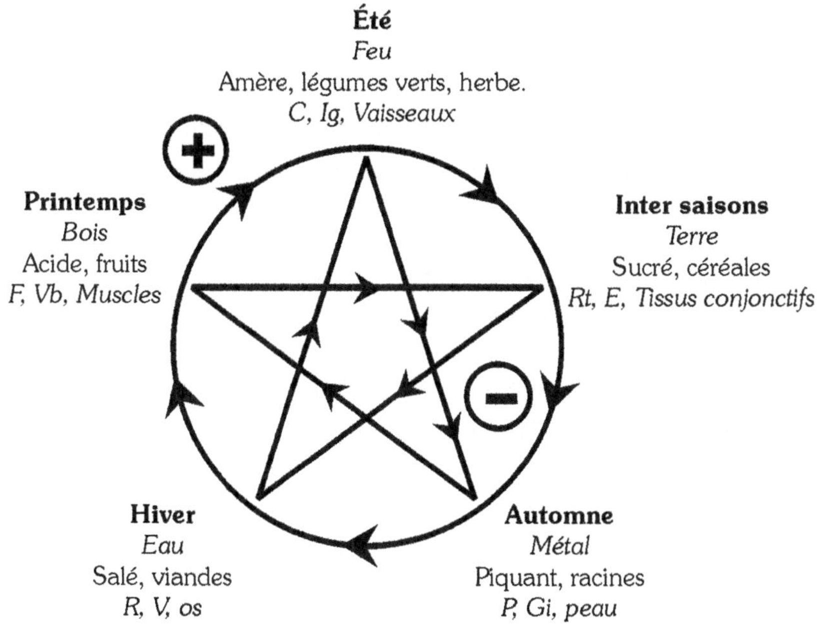

— Cycle des cinq éléments —

Par le cycle *Tcheng* : l'eau nourrit le bois, qui alimente le feu, qui fournit la terre en cendre, qui produit le métal, qui se dissout dans l'eau, etc.

Par le cycle Ko : l'eau éteint le feu, qui fond le métal, qui coupe le bois, qui se nourrit de terre et qui absorbe l'eau, etc.

Le classement est analogique et déductif :

— À l'eau, sont analogiquement associés le salé, l'os, l'ouïe, l'hiver, les viandes ;

— Au bois, sont analogiquement associés l'acide, le muscle, la vue, le printemps, les fruits acides ; et ainsi de suite, comme représenté sur le schéma.

Ce classement peut se reproduire à l'infini en appliquant le principe que tout est en tout ; par exemple en classant les viandes par saveurs : la viande de porc est eau ; celle d'agneau est bois ; les volailles sont feu ; la viande de bœuf est terre ; celle de cheval est métal ; etc.

Outre les saisons et les conditions climatiques, le rôle prépondérant des choix alimentaires explique aussi l'apparition d'une maladie, ou de sa guérison, suivant une diététique adaptée.

Les analogies se prolongent et permettent une observation et un classement des phénomènes :

— La vache, élément terre (polygastrique), se nourrit de l'élément précédent, donc l'herbe.

— Le cheval, élément métal, a un développement particulièrement important du poumon et du colon (cæcum), il se nourrit de l'élément précédent : les céréales.

— Le porc, élément eau, au squelette si dangereux qu'à la charge il est redoutable, se nourrit de racines (métal).

— Le prédateur qui use de ses muscles et se nourrit de cadavres, c'est le chien, élément bois.

— L'élément feu concerne la volaille, dont l'intestin grêle est très long, et le cœur d'oiseau adapté aux efforts du vol, très sensible aux stress.

Observons au passage que l'élément est la force et aussi la faiblesse de tous ces animaux. Fragilité gastrique et mammaire (trajet du méridien estomac) pour les bovins ; jetage rhinite, gourmes, coliques pour le cheval ; émotivité, troubles du foie pour le chien, etc.

En conclusion de ce survol des grandes lois de l'acupuncture, la machine électro-thermodynamique se résume à une unité globale interactive, dont les grandes fonctions se démontrent mathématiquement à partir du *Yi-King*, et qui sont autant de portes intellectuelles pour la thérapeutique. Au centre, c'est-à-dire en régulation des trois réchauffeurs, des trois foyers, des cinq éléments et des six qualités, se trouve, comme indiqué dans le schéma suivant, le cycle des huit merveilleux vaisseaux qui est la contrepartie énergétique de notre système hormonal occidental. La connaissance des lois de couplage et d'opposition, qui s'appliquent à ce cycle, permet une meilleure compréhension des rapports hormonaux. Ces vaisseaux sont annotés du trigramme du *Yi-King* qui en explique leur position dans le cercle (selon un ordre de structuration)[17]. Ces trigrammes sont porteurs d'un sens, et sont comparables à certains symboles aux vertus thérapeutiques, au même titre que des mantras ou des inscriptions rituelles. Les symboles et archétypes sont un métalangage, c'est-à-dire qu'ils sont plus qu'un mot, ils parlent à la subconscience et signifient une force vive qui opère derrière les apparences ; *Tchrong Mo*[18], c'est la terre et le réceptif ; *Innoé Mo*, c'est la montagne et l'immobilisation ; *Inntsiao Mo*, c'est l'eau et l'insondable ; *Jenn Mo*, c'est la brise et le doux ; *Tou Mo*, c'est le tonnerre et l'éveilleur ; *Yangtsiao Mo*, la flamme et ce qui s'attache ; *Yangoé Mo*, le lac, le marais et l'intelligence ; *Tae Mo*, le ciel et le créateur. Nous reviendrons ultérieurement à ce cycle qui permet le rapprochement avec l'étagement des chakras de la médecine tibétaine. Marc-Xavier Pialoux parle d'unité biologique, qu'il représente ainsi :

[17] Structuration des hexagrammes : suite dans l'ordre du plus yin au plus yang, deux autres suites sont possibles, la polarisation qui est l'ordre de passage du yin et son contraire immédiat le yang, et la circulation qui est la suite selon l'ordre de succession sur le cercle.

[18] Mo : signifie vaisseau.

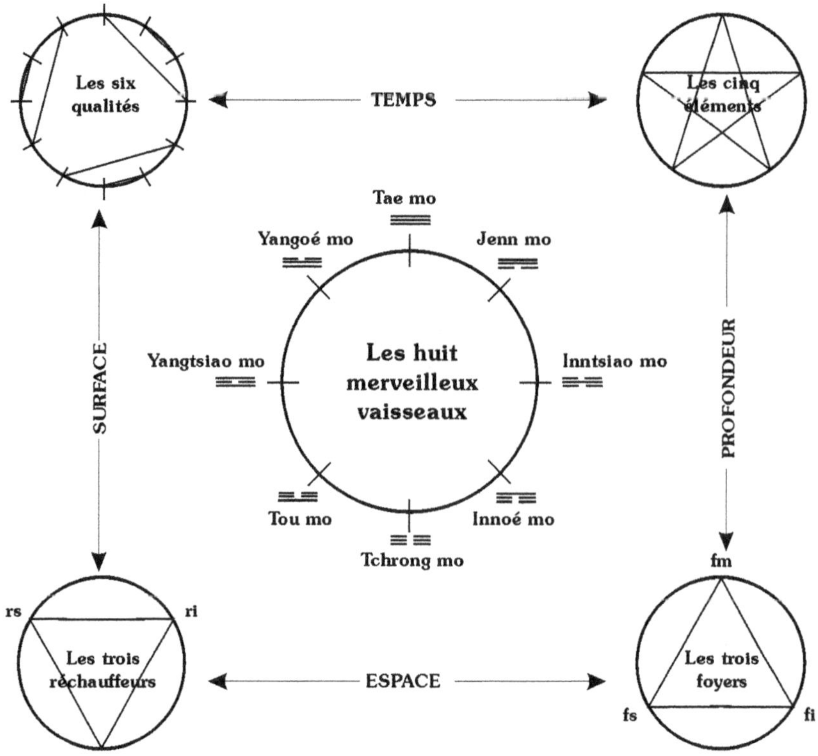

CAS CLINIQUE N°5

Monsieur E. m'amène son boxer de onze ans, Nelson. Soudain, la veille, il a été agité, et a perdu l'équilibre. Depuis, il porte la tête penchée sur le côté, il bave et il tente désespérément de se lever, mais ne parvient qu'à tourner sur lui-même. C'est un cas malheureusement courant de pathologie par accident vasculaire cérébral, très fréquent pour les animaux âgés et qui est souvent annoncé par des conditions extérieures typiques : vent à décorner les bœufs, dit-on dans ma région d'origine. La protection climatique insuffisante au vent signifie une défaillance (F-MC)/(VB-TR), elle est particulièrement fréquente après l'équinoxe de printemps, c'est-à-dire quand les énergies bois (F, VB) sont en baisse. La dispersion des points d'acupuncture situés à la base du crâne (nommés par les chinois “porte du vent”, points de VB) en digito-puncture produit une sensation étrange de courant d'air, la perception ne dure que quelques secondes. Comme à chaque fois, je m'en amuse et vérifie qu'aucune porte n'est ouverte,

Quand le point ne répond plus sous le doigt, le soin local est terminé. Il reste ensuite à traiter le foyer (F, VB - foyer médian) qui n'a pas correctement rempli ses méridiens, concédant alors à une énergie extérieure dite "perverse" d'y pénétrer. Comme c'est un vieux chien, la logique énergétique du cycle des cinq éléments permet l'interprétation suivante : le rein (élément eau) affaibli par l'âge n'a pas nourri le bois (F, VB) d'où l'accident ; il reste donc à agir sur les points qui redynamisent son rein.

Finalement, Nelson récupéra totalement en deux jours. La visite tant redoutée par son maître qui avait envisagé une issue fatale, fut renouvelée à deux occasions similaires deux ans après et cinq ans plus tard, avec la même crainte visible sur le visage de son maître, et finalement, le même soulagement. Merci à toi, Nelson.

Quand vous lézardez longtemps au soleil, vous restituez ultérieurement, en rayonnement, ce trop-plein de chaleur. Une exposition prolongée au froid extérieur se transmet aux proches à votre retour, qui provoque le rejet et le frisson de votre voisin. Dans le cas où ce mécanisme ne s'opère plus, une pathologie apparaît, c'est la "paralysie à frigoré", c'est le vertige ou la crise nerveuse pour le vent, c'est le rhumatisme par l'humidité, etc. Le soin pratiqué au niveau des points spécifiques, libère ce froid, ce chaud, ce vent, etc., qui est immédiatement perçu par le praticien.

L'existence des points est un fait incontestable pour l'acupuncteur qui en repère l'emplacement par le toucher. Il va sentir au cours de sa palpation un courant, une vibration chargée de qualités sensitives différentes selon les cas. Telle vibration va être douce, telle autre provoque une sensation de brûlure parfois difficilement soutenable, telle autre est accompagnée d'une douleur lancinante, et telle autre surprend par une vive douleur qui pénètre subitement. Il ne faut pas imaginer une douleur sur la peau du doigt, mais plus une impression diffuse, à la manière d'une prise accidentelle de courant à la manipulation d'une clôture électrique : la chaleur est interne, le piquant est en profondeur. Le vécu du praticien est celui d'un courant qui contient une information, une couleur, une spécificité. Avec l'expérience, la sensation gagne en conscience, et l'information apportée devient intelligible, comme "lisible". La perception du courant est autant acquise par l'exercice quotidien de l'acupuncture, que l'est le mouvement ostéopathique primaire[19] pour l'ostéopathe ; dans ces disciplines, l'apprentissage commence par l'acceptation d'une telle possibilité, ensuite le corps affine ses sens pour, un jour, en vérifier la teneur par l'expérience. Il ne faut pas oublier que le sens n'est rien sans la conscience, un aveugle opéré qui découvre la vue pour la première fois est toujours très handicapé, il doit d'abord dompter ce nouveau sens au moyen de sa conscience. Dans notre vie courante, tout se passe comme si un isolant naturel nous protégeait de la contamination, empêchant la sensation ; l'apprentissage dissout cette barrière et permet d'accéder à la perception. Ensuite, le sens et la conscience se "musclent", la perception gagne, et aux sensations physiques s'ajoutent des émotions, puis des vécus. Le soin est un lâcher prise des mémoires du patient ; comme si le soin œuvrait à différents niveaux à la fois : au niveau électrique corporel avec des sensations physiques vibratoires, et au plan du vécu avec des émotions et des séquences d'événements mémorisés. En ostéopathie, on parle des mémoires stockées dans les fascias, et dans les structures corporelles qui modèlent notre soma, en représentation de notre psyché.

Les maîtres chinois d'acupuncture ont fait une représentation du corps énergétique parcouru d'antennes, en interaction avec son

---

[19] M.R.P. : le mouvement respiratoire primaire est induit au niveau céphalique, les alternances compression/décompression sur les ventricules cérébraux propulsent le liquide céphalo-rachidien qui suit le canal rachidien, mais aussi pénètre dans les canalicules de collagène dont sont formés les fascias. L'articulation sphéno-basilaire, située au plancher du crâne, est particulièrement active dans la répartition et l'équilibration des forces induites par ce mouvement.

environnement. La prise des pouls, puis la palpation de certains points permettent de repérer des troubles énergétiques et d'y remédier immédiatement, afin d'éviter que la pathologie ne s'installe. Le praticien de la Chine Antique était d'ailleurs rémunéré pour ce travail, dès que son patient tombait malade, il n'était plus payé, puisqu'il avait mal anticipé la maladie. Les champs d'influence du corps sont perturbés avant l'apparition des symptômes. Le médecin acupuncteur parvenait à établir une sorte de prémonition des troubles. Une réaction chimique industrielle ne peut s'établir, ou donner son rendement maximum, que si les meilleures conditions de température, de pression et d'électromagnétisme sont réunies ; il en est de même au niveau corporel. Contrairement à l'idée reçue, la physique prédispose à la chimie, changer les conditions électromagnétiques modifie le profil biochimique. L'intérieur et l'extérieur sont en échange électromagnétique, comme un circuit ouvert sur l'environnement dont le filtre périphérique est plus ou moins sélectif. Notre œil reçoit des informations lumineuses interprétées par le cerveau et dont la conscience sélectionne une faible part, l'oreille participe d'un même processus pour l'ouïe. Alors pourquoi n'aurions-nous pas un toucher plus efficace qu'il n'y paraît à notre conscience obscurcie par les facilités et autres évidences ? C'est l'apprentissage qui développe le plein potentiel des sens, aussi bien visuel, auditif, qu'olfactif et tactile. En Chine, l'aspirant à l'exercice de l'acupuncture devait se concentrer en roulant des grains de sel entre le pouce et l'index, dans le but d'en trouver une représentation spatiale, ceci afin de développer sa finesse de perception et sa capacité de concentration.

CAS CLINIQUE N°6

Mademoiselle F. m'appelle en cours d'après-midi, totalement affolée :

— *Docteur, mon chien est en train de mourir, il ne tient plus debout, il est tout mou, il est tombé, peut-être dans le coma. Recevez-moi en urgence, je vous en prie.*

J'ai été très surpris, en ouvrant la porte, de voir arriver le chien debout, bien que titubant sur ses pattes. (Parfois, l'arrivée au cabinet améliore grandement les symptômes, et les maîtres regrettent de s'être ainsi précipités ; mais la pratique montre qu'aucun chien ne fait de comédie pour se faire plaindre.)

— *Il a repris ses sens dans la voiture,* dit-elle un peu rassurée, *mais il est bizarre.*

J'observe Mistral sur la table de consultation, c'est un beau labrador aux poils clairs, visiblement jeune. Il est patraque, ses muqueuses sont blanches et il bave un peu. Pas de fièvre, hormis un visible choc vagal, tout paraît correct. La palpation des points d'acupuncture confirme un trouble des fonctions MC, TR, Rate, Estomac. À titre de comparaison, il a eu un malaise analogue à celui que vit une femme enceinte aux cours des premiers mois de grossesse. Estimant l'âge de sa maîtresse à trente ans, sans avoir le temps de censurer mon sentiment et ma question, je lui demande spontanément :

— *Vous êtes enceinte ?* Je m'aperçois alors de l'indiscrétion de la question et un peu inquiet de sa réaction, lui développe tout un argumentaire en faveur d'une interaction possible maître-chien. La réponse m'est donnée :

— *Je ne pense pas, mais je suis dans une période de possibilité.*

Je pratique alors, aux points spécifiques, un rééquilibrage des fonctions qui se manifeste immédiatement par l'amélioration du pouls.

— *Pour le chien, ce n'est pas grave ! Il a fait un choc vagal, maintenant tout va rentrer dans l'ordre, d'ailleurs voyez, ses muqueuses sont de nouveau colorées. Avertissez-moi si des éléments nouveaux apparaissaient, en attendant, voici son traitement à suivre pour cette semaine.*

Huit à dix jours plus tard, un coup de téléphone m'apprenait que le chien était en pleine forme, et que des analyses avaient confirmé mon intuition, la maîtresse était enceinte.

Dans le même contexte de transfert, certains chiens peuvent avertir de l'arrivée imminente d'une crise d'épilepsie de leur maître et les isoler dans une aire de moindre risque de chocs ; le cas clinique suivant en est la confirmation.

CAS CLINIQUE N°7

Madame G. désire un traitement par l'homéopathie pour son animal de compagnie.

— *La médecine classique est impuissante,* m'annonce-elle, pour stopper les crises d'épilepsie de son gros chien Roy.

Roy est un croisement entre un labrador et un danois. Il fait jusqu'à vingt, vingt-cinq crises par jour ; puis plus rien pendant plusieurs mois. On lui a proposé des barbituriques, mais son chien très lourd les tolère mal, et cela semble sans effet sur lui.

Quand il s'agit d'épilepsie, je questionne énormément les maîtres sur les circonstances d'apparition des crises, les heures, les conditions météo et lunaires, etc. Je me suis aperçu qu'il ne servait à rien de maintenir une prescription d'antiépileptique quotidienne si les crises ne se déclenchent qu'aux jours de proximité de pleine lune, par exemple. Après une recherche de conditions toxicologiques ou parasitaires éventuelles, je m'intéresse au comportement de l'animal. Tel chien fera une crise parce qu'il a croisé le chien du voisin qu'il désire mordre, mais son éducation et sa maîtresse le lui interdisent. Les circonstances psychiques propices à l'épilepsie ont souvent en commun une situation de tiraillement intérieur entre deux comportements opposés, par exemple respecter l'ordre de son maître et suivre son instinct. Alain Rossette décrit dans *l'Encyclopédie de décodage biologique,* en interprétation de l'épilepsie : "*ce que je veux faire et ne peux pas faire*".

Ainsi pour le cas de Roy, les dernières crises sont advenues pendant des jours de fête : Noël, Pâques, le jour de l'anniversaire et de fête de la fille unique de madame G. autant de dates qui le perturbent.

— *Étiez-vous nombreux à la maison, au cours de ces fêtes ?*

— *Non, je n'ai pas vraiment de famille.*

— *Que signifient ces fêtes pour vous ?*

— *Je veux offrir à ma fille ce que je n'ai pas reçu, vous comprenez, dans mon enfance nous ne fêtions aucune de ces dates, pas même les anniversaires.*

L'émotion emplissait son visage ; il était visible qu'une dualité était installée, un déchirement intérieur entre la participation aux joies rituelles de l'enfance et la colère, mêlée de tristesse, d'en avoir été privée. Je lui ai conseillé de traiter ce reliquat du passé auprès d'une éminente psychologue, et ai prescrit quelques remèdes. Dès la première séance de psychothérapie de madame G., le chien n'a plus jamais manifesté de trouble épileptique.

Les premières observations de cet ordre m'ont amené à conclure que certains chiens étaient plus sensibles que d'autres, comme prédisposés à une plus grande porosité à l'humain. Les victimes, parmi les animaux de la même maison, sont celles qui développent la plus grande proximité, le plus parfait attachement, la plus grande dévotion au maître qu'elles ont choisi parmi la gent humaine. La force émotionnelle du lien est communément avérée au travers de comportements animaux, comme le sacrifice face au danger en protection de son maître, ou l'anorexie, la dépression jusqu'à la mort du chien ou du chat après le décès du maître aimé. De telles constatations sont établies dans le règne humain, par exemple pour les jumeaux, ou encore dans les couples, sans pour autant en fournir une interprétation. La contamination "affective" n'a pas de sens en médecine classique, elle n'existe pas.

Le parallèle entre la morphologie du maître et celle de son chien a été traité sur le plan de la plaisanterie par bien des humoristes. Les dessinateurs ont croqué des similitudes de traits et de comportements qui portent à sourire dans les dessins animés. Certains psychologues rétorquent que c'est le caractère narcissique de la personne qui lui fait choisir le chien qui lui ressemble. Soit, mais ce n'est pas uniquement cela. Dans la proximité, les êtres "déteignent" les uns sur les autres, parce que des échanges s'opèrent dès qu'un lien affectif les relie. Il faut aussi compter en médecine vétérinaire sur la sensibilité particulièrement développée des animaux de compagnie : à défaut des possibilités verbales des humains, ils doivent apprendre très vite à reconnaître l'humeur de leur maître pour anticiper au mieux ses réactions, surtout si elles sont parfois violentes.

CAS CLINIQUE N°8

Madame H., accompagnée de sa fille, amène sa chatte pour son vaccin annuel. C'est la première fois qu'elle m'est présentée, aussi, me prévient-elle de son agressivité.

> — *D'ailleurs, on n'ose pas la toucher, elle peut griffer, même lorsqu'on la caresse. C'est une chatte très indépendante.*

C'est toujours très désagréable de commencer une consultation avec l'appréhension, au mieux d'un coup de griffe et au pire...(ne pas envisager le pire.) Bon, avec beaucoup de précaution, je sors ce petit monstre de son panier, et prends une grande inspiration pour faire disparaître toute crainte en moi. J'applique alors une main sur son dos, et je tente un apaisement par modification de mes ondes cérébrales que je passe de bêta (ondes de veille) en alpha[20]. Les

[20] Ondes cérébrales et états de conscience :

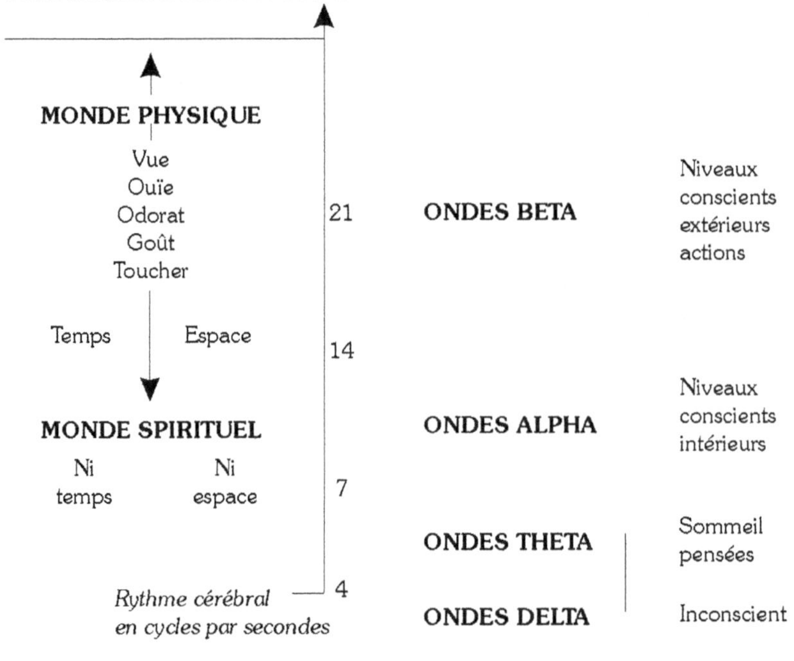

ondes alpha sont celles du rêve, et sont recherchées dans de nombreuses techniques de relaxation, comme la sophrologie appliquée aux accouchements, mais aussi aux chirurgies sans anesthésie.

J'ai observé que la meilleure manière d'endormir un enfant, c'est de se coucher dans sa proximité, et de se laisser gagner par le sommeil. Quand le sommeil s'installe, un acte de volonté de l'adulte permet d'en sortir, tandis que le bébé s'est endormi.

En maintenant cet état d'ouverture, d'écoute, et de bienveillance, je pratique quelques points d'énergétique chinoise (acupuncture sans aiguille). Minette, apaisée, y répond finalement par des tentatives de ronronnements. Ce sont des bruits étranges, de mémoire de madame H., la chatte n'avait encore jamais ronronné. Et voilà qu'elle me lèche, se frotte à moi, elle semble totalement changée et surprend plus encore sa jeune maîtresse quand à la fin du soin elle se love sur ses genoux.

— *Je pense que vous pouvez baisser les bras, elle ne vous griffera pas,* lui dis-je.

— *Je n'y parviens pas, je n'ai pas confiance.*

De retour à la maison, Minette s'est installée sur le lit de l'adolescente, elle a été adorable pendant trois jours, puis son caractère indépendant s'est de nouveau affirmé, mais sans agressivité.

Dans l'intimité des soins, les animaux s'endorment sur la table, les caractères irascibles s'améliorent. Pourtant, je n'utilise pas de fond sonore relaxant comme dans les cabinets d'ostéopathie humaine. La relaxation obtenue n'est donc pas le fait d'une ambiance, mais d'une sorte d'imprégnation par la présence apaisée du thérapeute. La méthode est aussi applicable aux chevaux : le cheval traité plonge la tête jusqu'au sol, quelques minutes après que l'ostéopathe ait débuté son soin. L'examen énergétique ou ostéopathique provoque immédiatement des échanges favorisés par un sentiment de paix, il est à la fois examen et soin. Une modification des ondes cérébrales du praticien permet une sorte de concentration dont l'effet immédiat est la relaxation du patient. C'est cette intimité, cette ouverture intuitive et sensitive faite "d'accueil" de l'autre qui permet à l'acupuncteur, à l'ostéopathe d'accéder à l'information corporelle. Tout se passe comme si l'individualité, retranchée derrière ses limites corporelles, s'ouvrait par un processus automatique (subconscient, végétatif) à l'échange thérapeutique. Nous retrouverons cette caractéristique en consultation homéopathique et en psychologie humaine, pendant laquelle le jeu des questions/réponses induit la proximité et prend un sens thérapeutique. On peut tenter d'expliquer ces phénomènes et l'anatomie subtile, décrite en médecine tibétaine, se prête à de possibles interprétations. Nous avons établi que la vie c'est le souffle, ce souffle énergétique dont l'électricité est une expression.

La différence de potentiel, au niveau cellulaire, génère des champs électriques dans lesquels s'organisent les réactions biochimiques. Nous avons déjà parlé de ces sensations vibratoires aux points traités. Ces vibrations ont un caractère ondulatoire qui peut être ressenti au moment de l'échange thérapeutique. Le courant électrique a cet aspect tactile, outre son caractère chauffant et douloureux, il a le caractère de l'eau, de l'onde qui s'écoule. Tout champ électrique génère, par le jeu des forces de Coulomb, des champs de forces magnétiques. La lumière ou encore le son, pour nommer ce que nos sens perçoivent directement, sont des ondes électromagnétiques, au même titre que les ondes cosmiques et les sursauts des constituants de la matière. En science physique, on utilise selon le cas, l'une des deux représentations : l'allégorie corpusculaire avec l'électron, le photon, et l'hypothèse ondulatoire avec l'onde électromagnétique, l'onde lumineuse. Plusieurs disciplines médicales ont investi ce deuxième aspect de la compréhension des phénomènes : la radionique, l'anthroposophie, la nutripuncture, l'étiopathie, etc. Leurs pratiques impliquent la croyance en un champ vibratoire d'interaction avec le corps physique dense. La médecine occidentale a progressé après l'établissement d'une anatomie corporelle, dont la dynamique interactive des organes était comprise. La médecine chinoise puise ses ressources, à la fois dans une anatomie organique et subtile, et dans la compréhension des forces et des énergies. En médecine tibétaine, on trouve une description plus étagée de l'anatomie subtile, les méridiens sont comparables aux *nadis* hindous, mais l'anatomie énergétique considère plusieurs enveloppes corporelles. Certaines pratiques méditatives, l'usage de mantras ou de périodes de jeûne et de forclusion provoquent les états modifiés de conscience. De fait, il est possible que ces pratiques reproductibles aient permis l'établissement des théories de l'anatomie subtile.

CHAPITRE III

CHAMPS LUMINEUX ET MÉDECINE TIBÉTAINE

À une certaine époque, je m'exerçais à la vision aurique. Oh ! rien de bien difficile en soi, une petite graine de millet posée sur une feuille blanche que j'observais sans volonté bien définie, et en ouvrant mon être à toute expérience ; un halo de trois couleurs apparaissait autour de celle-ci. En prolongeant cet état de rêverie, on peut maintenir la vision. Quand j'assistais à une conférence, j'appliquais les mêmes conditions de rêverie et je m'amusais à percevoir des couleurs autour de l'orateur. Une fois, j'ai même observé que celui-ci émettait des jets colorés par le sommet de son crâne dont la couleur se modifiait selon son état émotionnel. Mais outre ce côté amusant, ne trouvant pas d'interprétation utile dans ma pratique quotidienne, j'ai abandonné l'entraînement. Je vous explique tout cela, pour en venir à une petite expérience qui m'a étonné. J'étais à mon bureau en train de prescrire un traitement pour un vieux chat que je venais de traiter. Sa maîtresse était assise devant moi, et le chat très calme était sur la table de consultation à deux pas. De temps en temps, entre deux réflexions, je lui lançais des regards compatissants, en effet nous assistions à ce que les tibétains appellent la restitution, c'est-à-dire que nous étions sur le point de le perdre en raison de sa dégradation corporelle sénile. C'est à cette occasion que j'ai clairement distingué, en suspension, à la verticale de sa charnière dorsolombaire, une sorte de densité de couleur violette. Je me suis tu, je me doutais que ça présageait un décès imminent. Ce dont j'eus confirmation trois jours plus tard.

Les médecins tibétains nous indiquent que le corps est entouré d'un halo lumineux qui comprend plusieurs couches colorées, chaque couche se prolonge dans l'épaisseur du corps et participe à son animation. Ces couches dessinent des éléments d'interface entre elles et le corps physique, ce sont les fameux *chakras,* décrits en yoga.

Traditionnellement, les *chakras* nous sont décrits comme des lotus à plusieurs pétales, ce qui pour nous occidentaux "évolués" incite à sourire. Oui, mais voilà, des photos réalisées par "effet Kirlian" font apparaître autour de gouttes d'eau fortement dynamisées, une irisation qui se densifie progressivement en pétales autour d'elles. La description enfantine s'éclaire d'un nouveau sens, et met à mal notre orgueil de premier de la classe ; de plus, la cristallisation de l'eau fait aussi apparaître des formes géométriques !

Nous avons déjà abordé, en introduction, la sensibilité inégale des êtres humains, au niveau de leurs perceptions sensorielles. Pierre Cauvin et Geniévre Cailloux ont repris les travaux de Jung *Les types psychologiques.* Ils classent les caractères selon les modalités sensorielles d'approche des phénomènes : sommes-nous plus intuitifs ou sensitifs, plus dans le jugement ou la perception, plus dans la pensée ou le sentiment, etc. Certains peuples ou cultures ont établi d'autres vécus que ceux de notre matérialisme récent, aussi devons-nous être vigilants à ne pas condamner ceux dont nous nous sommes éloignés, par orientation naturelle vers un autre modèle. Il est plus sage de reconnaître la complémentarité des savoirs, plutôt que leur opposition.

Après quelques années d'exercice de l'acupuncture et de l'ostéopathie, j'ai eu le désir d'apprendre le chinois ; mon but n'était pas d'améliorer nos relations internationales, mais de développer une organisation nouvelle au sein de mes fonctions cognitives. J'espérais ainsi mieux coordonner vision analytique et synthétique, cerveau droit et gauche. Sans doute, l'écriture apprise au moyen des lettres mises bout à bout avait entraîné un type spécifique d'intégration de l'environnement, l'étude d'une écriture très différente au moyen d'idéogrammes chinois ou de hiéroglyphes égyptiens, ferait naître une possible et nouvelle coordination mentale. Des techniques réalisées par des sons holophoniques coordonnant les hémisphères cérébraux, droit et gauche, parviennent à une modification des capacités sensorielles de certains sujets[21]. Ces techniques modernes n'ont de nouveau que la technologie, les sons tantriques, les postures yoguiques et les répétitions de mantras parvenaient aux mêmes résultats : à savoir des états modifiés de conscience. Ainsi, est-il possible en modifiant ses ondes cérébrales de voir les auras[22] ou d'expérimenter notre nature, différemment.

Un peu de pratique et les préjugés s'effondrent, la médecine tibétaine prend alors un sens. À notre orgueil de chimiste savant sont rappelés les préceptes de nos ancêtres alchimistes, à savoir l'humilité et l'authenticité comme ingrédient majeur de la pierre philosophale. La diffraction de la lumière fait naître les couleurs, celles-ci se spécifient et s'opposent. Pourtant, elles sont toutes issues d'une seule et même source. C'est l'ego qui oppose le médecin occidental, à l'homéopathe, à l'acupuncteur et autre chaman, par la croyance que seul son savoir est juste. Toutes ces orientations médicales sont à la manière des couleurs de l'arc-en-ciel, des champs d'investigation différents de la même réalité. L'*amchi*, le médecin tibétain, dans sa pratique authentique est aussi digne que cet autre homéopathe ou ce généraliste allopathe proche de ses patients. Ne pas reconnaître telle ou telle médecine montre notre ignorance à comprendre la globalité des phénomènes.

Reconnaître la globalité des phénomènes, c'est donner à la médecine une intelligence, une nature qui imprègne tout mais qu'on ne voit pas. Développer une science globale, dans laquelle la partie est reliée au tout, fut en Occident la démarche de Rudolf Steiner (1861-1925). Il mit en évidence les réalités non matérielles de la nature et de l'être humain, dont les applications seront la médecine et la pharmacie d'orientation anthroposophique.

---

[21] Institution Monroe, technique *hémisync*

"Le terme Anthroposophie désigne la science de l'esprit, fondée par Rudolf Steiner. Il s'agit d'une méthode scientifique exacte d'exploration du monde spirituel (ou suprasensible), ainsi que des résultats qui en découlent et de leurs applications dans la vie pratique de l'individu et de la société."[23]

La tradition considère les quatre règnes de la nature auxquels sont attribuées des qualités spécifiques : le règne minéral, le règne végétal, le règne animal et le règne humain. Les règnes inférieurs participent à l'élaboration des règnes suivants. Chaque étape favorise un degré de mouvement supplémentaire : de l'immobilité relative du minéral s'extirpe le végétal par un tropisme solaire, et la dissémination de l'espèce par le pollen et la graine. L'animal, dont la racine latine du mot *animus* signifie *doué de mouvement*, se libère un peu plus et conquiert tous les milieux, marins, terrestres et aériens.

Quant à l'homme, il s'éloigne plus encore et gagne les étoiles en apprivoisant progressivement les lois de la physique. Mais si l'évolution a réalisé une telle prouesse, elle nous le rappelle avant chaque naissance humaine : de la première cellule qu'est l'ovule fécondé jusqu'à l'organisme, nous repassons par tous les stades de l'évolution. Le stade pluricellulaire indifférencié (la morula) et le suivant avec une cavité (la blastula) sont des stades communs aux végétaux et aux animaux, puis par l'intériorisation d'un feuillet se marque un temps fondamental du passage à l'animal, c'est le stade embryologique de la gastrula. Cette intériorisation, au niveau des tissus, c'est aussi l'apparition d'une vie intérieure. À chaque étape évolutive, on assiste à ces retournements, à une sorte d'inversion des comportements. Par exemple ici, le système respiratoire n'est plus comme la feuille projetée à l'extérieur, c'est l'air qui est conduit à l'intérieur, le substrat nourricier n'est plus tiré du pied mais de la

---

[22] Auras : émanations lumineuses péricorporelles ainsi que les jets lumineux émis spontanément, attribués à l'activité électromagnétique corporelle.

[23] Brochure : *Médecine et pharmacie d'orientation anthroposophique : un concept global* du laboratoire Weleda.

tête, l'attraction commandée de l'extérieur se transforme en un instinct intériorisé... Si en acupuncture nous parlions d'électricité, d'énergies, d'organisation, nous retrouvons le même constat d'intelligence créatrice qui suit son cours, et dont chaque étape laisse son empreinte. Cette intelligence, cette conscience inconsciente — on peut dire ainsi me semble t-il, tant qu'il n'y pas de récursivité, c'est-à-dire de support permettant le retour de la conscience — naît à elle-même. C'est comme si la conscience germait d'un support pour n'éclore à elle-même qu'au stade de l'homme. La tradition associe au règne minéral le corps physique, au règne végétal le corps éthérique, au règne animal le corps astral et au règne humain le corps mental. En fait, la tradition va plus loin puisqu'elle considère l'homme comme le pont entre le ciel et la terre, les trois règnes inférieurs sont le reflet de trois règnes supérieurs (angélique, archangélique et divin). Le corps éthérique est doté de forces appelées en anthroposophie forces modelantes, Rupert Sheldrake en parle, en terme de champ morphique. Les techniques de cristallisations sensibles[24], les photos kirlian de feuilles amputées d'un lobe (le lobe reste apparent plusieurs heures), apportent quelques suggestions, mais la nature, outre biolumineuse de ce champ, ne dévoile pas encore tous ses secrets. Ce premier champ éthérique, très dépendant du corps physique, est une interface d'intégration des autres corps : astraux, mentaux et autres. Steiner a été inspiré de Goethe et ses sources ont été surtout philosophiques. Pour les tibétains, les pratiques méditatives leur ont certainement permis de dresser cette anatomie de l'invisible. Les chakras s'appuient sur ce corps éthérique, et leurs couleurs dépendent des fréquences par lesquelles ils sont traversés.

---

[24] Cristallisations sensibles : E. Pfeiffer, chimiste allemand établi aux États-Unis, mis au point une méthode de test par cristallisation sensible permettant de comparer visuellement la vitalité des prélèvements testés. Une faible quantité d'échantillon est diluée avec du chlorure de cuivre, quelques gouttes sont posées sur une coupelle de verre. La solution se cristallise en quatorze heures dans des conditions hygrométriques et de températures étalonnées, l'observation des cristaux obtenus autorise la comparaison en qualifiant rétrospectivement le prélèvement initial.

De nombreuses analogies permettent d'établir des ponts entre l'acupuncture, la médecine des chakras et la médecine occidentale. La correspondance est la plus évidente au niveau du système central de régulation, décrit au chapitre précédent : on peut ainsi établir des rapports entre les merveilleux vaisseaux d'acupuncture, les chakras et les glandes endocrines. Ce cycle des merveilleux vaisseaux, ainsi que nous l'avons vu, est celui des huit hexagrammes centraux du *Yi-King*, le couplage ou l'opposition des hexagrammes, l'ordre de succession et de circulation des énergies induit un jeu interactif analogue aux actions réciproques des hormones. Chaque rayon du cycle détermine une direction et donc un espace. À chaque diamètre correspond un équilibre spatial à traiter en cas de troubles : haut/bas, devant/derrière, droite/gauche, intérieur/extérieur. Les troubles hormonaux entraînent un remodelage corporel par déséquilibre de l'espace intérieur. Remarquons que, l'espace intérieur étant au microcosme ce que l'espace extérieur est au macrocosme, le rituel solennel de salut ou d'offrandes aux points cardinaux, pratiqué dans de nombreuses traditions, trouve ici un sens.

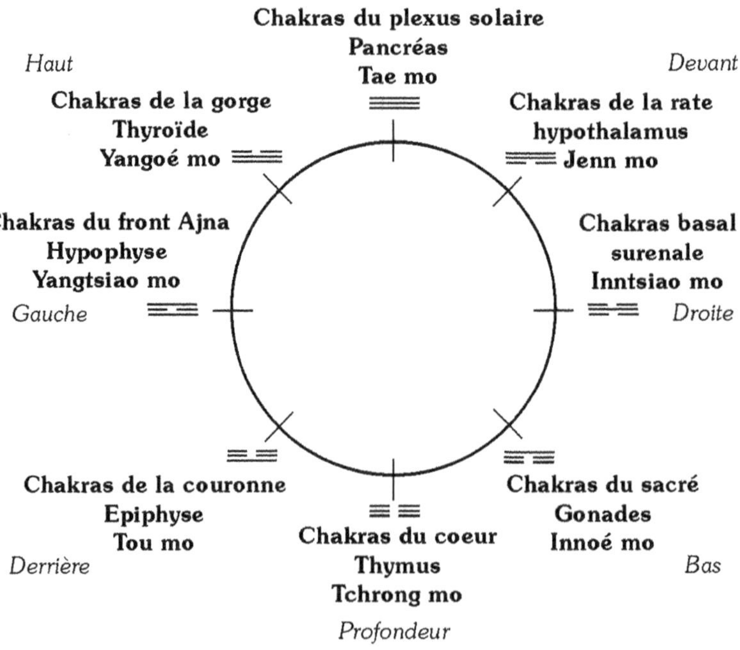

En médecine tibétaine, on parle de décalage du champ vital vers un côté ou un autre, en acupuncture, on parle d'excès ou d'insuffisance de *yin* ou de *yang* d'un côté ou d'un autre, en homéopathie, on parlera d'une pathologie sortant plutôt à droite ou à gauche, ou croisée, etc. Notre conscience de ce champ est plus importante qu'il n'y paraît. Dans la pratique, un décalage du champ éthérique sur le côté peut modifier l'appréciation des volumes et faire qu'en passant la porte je me cogne d'un côté. Expérimentez le décalage éthérique par le jeu d'un magnétiseur, et vous serez surpris de la forte sensation d'appartenance de ce champ péricorporel qui apparaît plus à soi que le physique corporel. C'est en travaillant en aveugle avec une partenaire, que je me suis aperçu de la prépondérance sensitive spatiale du champ sur le corps physique, nous imposions alternativement les mains à distance d'un territoire corporel en essayant d'y mobiliser l'énergie, au bout de quelques minutes nous partagions nos impressions. Nous changions ensuite nos rôles respectifs de cobaye et d'instigateur, et comparions nos vécus. “Rien ne vaut un bon vécu”, en effet, mais rappelons tout de même qu'il faut une part de naïveté et d'ouverture à l'expérience pour que celle-ci porte ses fruits.

Pour traiter les merveilleux vaisseaux, l'acupuncteur dispose de points dits maîtres ainsi que de points dits de croisements, qui agiront à la fois comme “harmonisant” hormonaux, comme “harmonisant” spatial, et comme “harmonisant” d'intégration des différents corps.

CAS CLINIQUE N°9

Un monsieur vient à la consultation, il est en vacances dans la région. Comme son chien l'inquiète un peu, il décide de le faire examiner. C'est donc par le plus grand des hasards qu'il « débarque » chez moi. Pauvre chien, ce qu'il m'exposait aurait poussé tout bon agent de la S.P.A. à crier au scandale, mais le maître très placide et au demeurant très attentif à son chien ne s'était pas vraiment alarmé. Il faut dire qu'il le soignait bien, et même, il le soignait tous les jours. Au premier regard, j'observe un bouvier de bonne taille dont le poil sur le dos semble tout collé. Mais, à l'examen rapproché, je lui découvre une peau tellement remaniée que j'ai peine à la décrire. La peau, naturellement souple, est desséchée. Il s'est formé de grosses écailles de cuir (comme du cuir tanné de vache) dont les bords se soulèvent, faisant penser à des cuillères à soupe en carton posées sur le dos, passons les détails des odeurs et autres envies de fuir du praticien. Bon, je fais un prélèvement du pus qui suinte sous chaque écaille, et cherche à établir un protocole de soin. Me voyant exercer l'énergétique chinoise, monsieur X m'interrompt :

— *Ah, vous faites des médecines douces, moi aussi je fais des choses.*

La pathologie que j'observais était tellement atypique qu'en l'entendant parler ainsi, je me suis douté d'une possible participation de sa part dans ce merveilleux résultat.

— *C'est très bien, que faites-vous,* dis-je, inquisiteur ?

— *J'équilibre les chakras de mon chien.*

— *Mais comment agissez-vous ?*

— *Il se couche, me montre son ventre, et moi je lui applique les mains sur les chakras.*

— *Monsieur, je suis au regret de vous apprendre que votre chien n'a nullement un tel besoin, et je crains que, par cette pratique, vous ayez modifié l'équilibre de son champ, provoquant ainsi l'apparition des symptômes. En terme technique, je dirais que le yang ne contient plus le yin, qu'il y a un trouble sur la loge métal, et que les dispositions spatiales s'en trouvent modifiées.*

J'ai donc pratiqué le soin en utilisant entre autres points, les points maîtres, et j'ai rendu le chien à son maître en lui donnant rendez-vous pour la semaine suivante. À son retour, monsieur X est ravi, et je découvre avec étonnement que la peau de l'animal s'est parfaitement cicatrisée. Il n'y a plus aucune trace des plaies : l'aspect de cuir sec a totalement disparu. Je suis à l'évidence plus surpris du résultat et de la réversibilité rapide des lésions que le maître, qui lui n'a douté de rien.

Recevant, quelques jours plus tard, les résultats de l'analyse de laboratoire, je constate que le pus prélevé comportait en grande quantité du Trichophyton. Cette mycose est très difficile à combattre quand elle a atteint de grandes surfaces, ce qui était le cas. Les écailles de peau s'arrachaient quand je cherchais à les soulever. N'ayant pas voulu traiter en aveugle, je n'avais pas prescrit d'antifongique. Des cas de parasitose dermatologique, par ce champignon, étaient décrits dans l'encyclopédie vétérinaire. Face à un tel développement, le pronostic estimé était un échec thérapeutique probable.

Les médecins tibétains disposent de cartes anatomiques représentant le corps humain parcouru de trajets énergétiques, nommés les *nadis*. Les sept *chakras* principaux sont formés du croisement de trois *nadis* principaux : *ida*, *pingala* et *shushuma*. Ces sept *chakras* sont analogiquement associés aux sept métaux, qui sont mélangés dans la fabrication des bols tibétains, et que l'on fait résonner pour produire les harmoniques sensées entrer en résonance avec la colonne vertébrale. Les nœuds, et les ventres vibratoires correspondant aux *chakras* et à l'espace entre eux, suivent l'organisation musicale des sons. La tradition occidentale hermétique considérait le même agencement dans le corps, mais le nom attribué à chaque étage était celui des sept planètes de notre système solaire. En alchimie, chaque planète est associée à un métal : l'or au soleil, l'argent à la lune, le cuivre à vénus, le plomb à saturne, etc.

Si nous considérons chaque planète comme une sphère baignée dans un champ d'ondes cosmiques de toute nature, certaines ondes, de trop grandes fréquences, sont incapables de traverser la surface, alors que d'autres, de très basses fréquences, la traverseront sans changement notable. Finalement selon la masse, le volume et la densité, une gamme très spécifique de fréquences pénètrera jusqu'au centre de la planète, s'y amplifiera pour finalement produire une émission qui sera, de ce fait, spécifique à ladite planète. On peut donc parler, sans honte, de rayonnement lunaire, vénusien, mercurien, etc. La vie ayant développé des formes sur la terre, dans les conditions cycliques de réception vibratoire des différentes planètes du système solaire, elle en possède certainement les traces dans son organisation. On connaît les effets de la lune sur les végétaux, les animaux et les hommes ; on a repéré des biorythmes sans pour autant en donner une explication. Nos anciens, de traditions pourtant très éloignées, avaient acquis la certitude qu'un phénomène, identique à celui de l'influence de la lune sur le corps, opérait aussi pour les autres planètes : Mercure, Vénus, Mars, Jupiter, Saturne. Les conditions initiales à l'apparition de la vie imposaient un modèle aux formes de vie, le microcosme devenant un miroir du macrocosme. C'est le principe de la matrice qui façonne le corps, le moule est le négatif, en plâtre, du bronze qui le remplit. Ceci est une explication possible de l'efficacité de poisons en dilution et dynamisation élevée, avec inversion de leur rôle, du pathologique au thérapeutique par action sur la matrice, qui ensuite impose le changement corporel de guérison. Rudolf Steiner a saisi toute l'importance de ce phénomène en médecine d'orientation anthroposophique. Cette complémentarité en miroir, entre le monde de l'informel et celui de la forme, est aussi observée en médecine énergétique. C'est l'inversion entre énergie et physiologie ce que l'on appelle en acupuncture, une plénitude du méridien de l'estomac, par exemple, signifie que l'estomac est inefficace, il ne consomme pas son énergie pour permettre la digestion.

Outre ses capacités intellectuelles, Mr José Thomas Zébério, docteur en philosophie, anthropologue, physicien et mathématicien dispose de possibilités sensorielles plus rares, qui lui ont permis d'appréhender la dimension holographique, lumineuse des êtres vivants et de la transcrire dans un ouvrage intitulé *Les lois de l'évolution créatrice*. Il y décrit une structure élémentaire holographique produite par un processus d'ondes stationnaires au centre de la planète appelée *Majumer* ayant pour matrice : Jupiter/Mercure. Cette cellule holographique, le *ceho*, organisée dans le vivant en « cumul », collectera des enregistrements au cours de sa transformation dans l'échelle biologique. Au fur et à mesure des échanges, ce cumul s'organise pour alimenter les centres corporels qui aboutissent pour l'humain aux *chakras* traités plus haut. Ci-dessous, une représentation de sa vision de l'agencement du « cumul », dont quatre sources *omve* melfren, *omve* végétal-marin, issus des fonds marins, *omve* terrestre, *omve* botanique, issus de la surface terrestre émergée, donneront *l'omve* mental, puis *l'omve* hépatique, *l'omve* sacré et *l'omve* cardiaque qui alimentent les vortex correspondants[25].

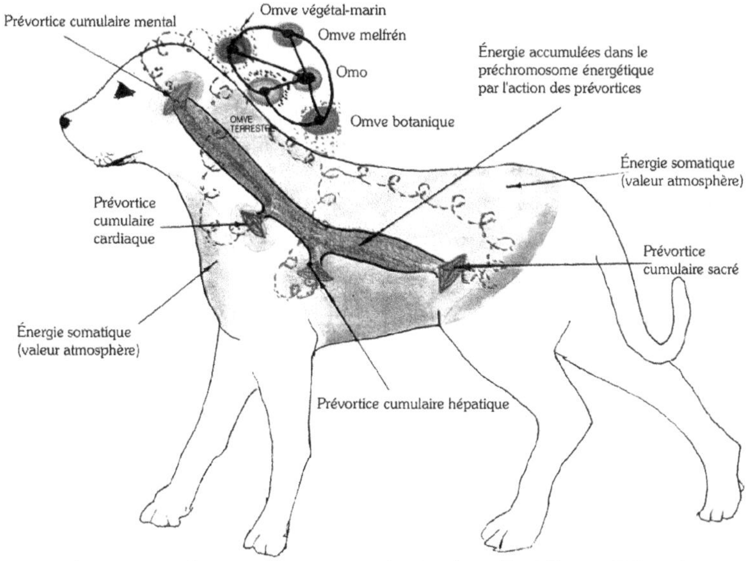

— Agencement des vortices et omves chez le chien (José Tomas Zeberio) –

[25] *Omve* : terme donné par José Tomas Zeberio à la cellule électro-magétique qui se forme dans la grande usine-laboratoire de concentrations d'énergies cosmiques, située au centre du tabernacle, dont la remontée et l'affinité avec les formes de surface en donne une spécificité (végétale terrienne ou marine, etc.). Ces *omves* se regroupent progressivement en un système qui se spécifie dans l'organisation des êtres supérieurs. *Les lois de l'évolution créatrice*, éd. Guido Maes - Gand, Belgique.

La vision aurique n'est pas le mode auquel l'on a éduqué de notre vue, aussi est-elle très souvent furtive et accidentelle. Quand elle se manifeste, par paresse de concentration essentiellement, elle induit en nous la question de sa valeur qui amène l'acte volontaire de sa confirmation. En un instant, le mental reprenant son ascendant, la focale visuelle s'ajuste et la vision aurique est définitivement perdue. Perpétuer cette vision, c'est lâcher le contrôle, et oublier la focale. Le maintien des ondes cérébrales en alpha est une aide précieuse pour la vision aurique.

La vision des champs des différents corps éthérique, astral, mental n'est pas une nécessité, on peut en estimer l'existence par la réflexion. Ce fut semble-t-il le cheminement de Rudolf Steiner. En acupuncture, nous avons parlé de trois foyers : supérieur, moyen et inférieur. En anthroposophie, on retrouve cette tripartition : le pôle neurosensoriel, siège principal de la conscience, le pôle métabolique, siège principal de la vitalité, et entre les deux le système rythmique qui régule les échanges. L'eau est symboliquement liée au vital, et le feu (*agni* dans la tradition) à la conscience, l'intermédiaire est représenté par l'air. On retrouve donc, le corps physique et la matière, le corps éthérique et l'eau, le corps astral et l'air et en quatrième le corps mental, dit aussi le moi en anthroposophie, et le feu. Le moi de l'anthroposophie (plutôt écrit Moi) recouvre de très nombreuses modalités, en particulier métaboliques inconscientes (la chaleur), dont le sentiment d'appartenance n'est qu'un petit aspect. Notons au passage que les matières (les selles) sont évacuées au plus bas, ainsi que l'eau dont le réservoir, la vessie, est en bas de l'abdomen ; le corps physique et le corps éthérique sont très liés. L'air est principalement concentré à l'étage thoracique, et la moindre émotion modifie le rythme respiratoire, le corps astral est aussi appelé corps des désirs et des émotions. Étrangement dans la Bible, on parle de deux arbres : l'arbre de vie et l'arbre de la connaissance. Dans le corps, les forces du pôle inférieur sont principalement anaboliques, elles construisent, réparent, les cellules s'y multiplient abondamment (cellules intestinales, germinales et fœtales). Par contre au pôle opposé, la multiplication y est peu active, d'ailleurs après la naissance par la sélection de l'apprentissage, certains circuits sont gardés et de nombreuses connections nerveuses semblant inutiles sont même détruites. C'est le pôle cérébral catabolique. La conscience opère par petites morts successives, alors que la vie produit en abondance. Tout ce qui pénètre dans un corps doit perdre son identité antérieure, pour finalement prendre une nouvelle empreinte, celle du Moi. Ainsi, l'aliment est découpé, remanié pour fournir les briques structurales du corps, c'est identique pour le psychique, les idées et les pensées reçues doivent être comprises pour être mémorisées. En résumé, nous retrouvons partout une sorte d'opposition et en même temps de complémentarité : anabolisme et catabolisme, conscience et vitalité. C'est l'impossible immobilité : juste une stabilité maintenue par dynamisme, c'est ce que l'on appelle les dualités dynamiques, comme encore le yin et le yang, le féminin et le masculin ou aussi la matière et l'esprit.

Les notions d'appartenance sont énormes en clinique et donc en pathologie, elles ont d'ailleurs inspiré de nouveaux courants médicaux comme l'étiopathie, la médecine des nutriacupunctures de Patrick Verret, et d'autres encore que nous développerons plus loin. Pourtant, c'est surtout en psychologie qu'elles ont pris de l'importance : libérer un enfant d'une culpabilité injustifiée par “ce n'est pas ta faute”, ou un adulte par “ça ne t'appartient pas, ce n'est pas ton problème”, c'est libérer le Moi et permettre ainsi au vital restaurateur de revivifier les fonctions. Sans aller plus loin, remarquons que le sens de l'alternance, veille/sommeil, apparaît comme l'expression comportementale et physiologique de cette opposition, conscience et vitalité réparatrice. L'excès de stimulation du Moi empêche l'arrivée du sommeil, la vitalité se retrouve pendant les vacances, et les troubles vitaux se solutionnent par la prise de conscience. D'ailleurs, le soin énergétique endort la personne ou au moins en calme le mental. La nuit, la conscience (le moi) et l'émotionnel (l'astral) se retirent du pôle cérébral et la fonction réparatrice éthérique permet la récupération partielle.

Steiner considère que les corps ne se répartissent pas avec la même liberté selon le haut ou le bas. Au pôle cérébral, le moi et l'astral se détachent facilement, ce qui permet l'émission réception des idées, des rêves, des pensées. Aussi, un choc violent peut-il éjecter le moi (conscience) et l'astral (émotions et douleurs), ainsi le corps apparaît comme un légume (physique et éthérique) dont il est, dans ce cas, souvent qualifié.

CAS CLINIQUE N°10

C'était un mercredi matin, une voiture arrive brusquement devant la clinique et une fidèle cliente en descend précipitamment. Elle ouvre le coffre de sa voiture, saisit un chat, et passe la porte de consultation que je m'empressais de lui ouvrir, en réponse à son apparente inquiétude.

— *J'ai trouvé ce chat sur la route, je crois qu'il respire encore, regardez ses yeux sont déjà vitreux.*

— *En effet, il est en état de choc !*

Son réflexe palpébral était perdu (un doigt posé sur la cornée ne provoquait pas le clignement escompté).

Nous étions sur le fil du rasoir, le geste que j'allais opérer serait décisif : je risquais par erreur de jugement une aggravation, et donc le décès. Une piqûre de cortisone, c'était le pari pile ou face, pile pour une vasodilatation et une sortie du choc, et face pour la reprise des hémorragies diminuées par la vasoconstriction, et donc là, un échec probable. J'ai opté pour une autre méthode inspirée de ma formation en *tchi kong*. Le *tchi kong*, pour nous occidentaux, c'est du même genre que le *taïtchichuan*. En fait, de nombreuses techniques de combats sont inspirées d'un principe simple : saisir l'énergie de soi et la concentrer, saisir l'énergie de l'autre et la dévier, c'est comme une danse.

J'ai alors demandé à ma cliente, témoin de la scène, de n'émettre aucune pensée critique et, si elle le voulait, d'assister au soin en silence (le jugement critique est souvent un signe d'ignorance). Le chat était allongé sur la table, j'ai levé les bras au dessus de lui, et j'ai fermé les yeux. J'ai bougé les mains de la même manière que dans un cours de *tchi-kong*, sans attente précise autre que de sentir l'harmonie du geste et de l'énergie. Après quelques secondes d'incohérence, les mouvements sont devenus harmonieux. Moi, je ne pensais plus avec la tête, l'attention était dans les mains. Quant au chat, c'était l'objet de l'acte mais pas celui de l'attention. Et soudain, ce fut magique, quelque chose se passa, le mouvement échappa à la volonté classique, et sembla comme guidé. Finalement, après quelques passes, les mains redescendirent à proximité du corps du chat et se posèrent sur lui. J'ouvris alors les yeux, gardés fermés depuis le début de ma concentration, et vis que l'une de mes mains était exactement sur le crâne, et l'autre sur le bassin. Le mouvement de relance en ostéopathie est le mouvement cranio/sacré qu'on écoute exactement dans ce positionnement des mains. Je regarde alors ma patiente qui stupéfaite me dit :

— *Ce n'est pas croyable j'ai vu soudainement la vie revenir dans ses yeux, regardez, il n'a plus les yeux vitreux.*

J'ai, bien sûr, renouvelé la méthode pour d'autres traumatisés de la route, à chaque fois, j'ai observé les mêmes suites : arrêt des saignements, relance des fonctions biologiques, récupérations accélérées, voire très accélérées. Le chat, de cet exemple, a été relâché trois jours plus tard, c'était un chat sauvage, il ne supportait plus sa captivité.

Au-delà des étages que constituent les quatre états : physique, éthérique, astral et mental, les tibétains parlent de fréquences existentielles, plus hautes encore, se rapportant à une réalité moins personnelle et plus globale, touchant le monde des concepts et de l'inspiration qu'ils nomment champ causal, puis manasique, bouddhique et atmique. Ces champs englobent des notions que l'on retrouve dans certaines théories quantiques de probabilité de présence, le personnel se perd dans l'impersonnel, alors que la conscience gagne en lucidité. Les consciences mentale et astrale sont donc des états restrictifs d'une conscience globale, ces concepts seront développés plus loin.

La technique tibétaine de soin utilise le transfert. Le transfert étant une systématisation, une union partagée, le faire en conscience repose sur le discernement, entre ce que je connais de moi et ce qui se passe pendant l'acte thérapeutique. C'est un entraînement obtenu par l'exercice affiné des éléments de conscience repérés sur soi et sur le patient. Se connaître soi-même énergétiquement, dans sa mobilité ostéopathique, dans son comportement, dans ses limites, est la condition nécessaire au soin global orienté vers le patient. Cette condition thérapeutique est prégnante en acupuncture de type digitopuncture, en ostéopathie, et en psychologie. C'est l'identification du siège et de la vibration au travers de l'écoute en énergétique, l'identification de la restriction de mouvement en ostéopathie, l'identification du nœud émotionnel ou de la croyance en psychologie, et donc sa prise de conscience qui libère la restriction et permet le retour à la santé. Bien se connaître est la condition nécessaire au partage avec l'autre, dans une union temporelle curative, puis à la renaissance individuelle.

La guérison ésotérique suit des règles très précises dont la troisième est la suivante : "*Que le guérisseur concentre l'énergie nécessaire dans le centre approprié. Que ce centre corresponde au centre qui éprouve le besoin. Que les deux se synchronisent et accroissent ensemble la force. Ainsi se trouvera équilibré le travail de la forme expectante. Ainsi, sous une juste gouverne, les deux et l'un guériront.*" (A. A. Bailey - *La guérison ésotérique*)

Nous aborderons un peu plus loin la théorie mathématique de Bertalanffy, théorie générale des systèmes qui aboutit à la conclusion que nous sommes des systèmes ouverts. Le soin, dans le domaine de l'énergétique ou du vibratoire, s'opère sur le mode d'une possible contamination vibratoire qui doit, d'ailleurs, amener à une vigilance thérapeutique pour le pratiquant. L'acupuncture directe, sans l'usage d'aiguille, était pratiquée sur les enfants et les animaux, par contre, le soin sur l'humain se faisait en utilisant l'aiguille comme barrière à la contamination vibratoire, le contact vibratoire n'est plus alors continu avec le thérapeute[26].

CAS CLINIQUE N°11

Je recevais un couple en consultation à l'occasion du vaccin de leur chien. J'étais alors, novice dans le domaine de la pratique de l'énergétique, aussi prenais-je le temps, pour chaque animal, de palper les points RO, situés aux coudes et aux genoux, qui renseignent spécifiquement sur l'état des organes. Cette palpation n'est pas un toucher usuel de la peau, mais une écoute vibratoire à la manière de l'écoute crânienne de l'ostéopathe. Cet examen attentif, voire affectif, provoque une proximité immédiatement ressentie par l'animal qui se retourne souvent pour lécher et partager son sentiment de paix. Quand, l'instant d'après, lui appliquant le stéthoscope sur la poitrine pour un contrôle routinier des battements cardiaques, je ressentis en moi un tel emballement de mes propres pulsations, je dus retirer prestement l'instrument. Une fois passé l'effet de surprise, je renouvelai l'examen. Mais l'application du stéthoscope, sur la peau du chien en région cardiaque, provoquait immédiatement en moi, un trouble du rythme. Au-delà de ces deux fois très désagréables, je n'ai jamais osé recommencer. Je me suis justifié tant bien que mal auprès des maîtres, mais ils m'ont évidemment jugé, et je ne les ai plus jamais revus. C'était ma première expérience douloureuse du transfert direct.

En acupuncture, sont décrits les *tsingpieds* qui sont des voies de circulation de l'énergie qui relient les points RO aux couples

---

[26]Remarque : l'aiguille est aussi le métal qui tranche le bois, le *fong*, soit pour la symbolique acupuncturale, les spasmes musculaires, etc. Certains soins sont donc améliorés par l'usage de l'aiguille métallique.

organes/viscères, puis au cœur. Pour les médecins tibétains, l'écoute thérapeutique n'est possible qu'avec l'ouverture du *chakra* du cœur, ainsi donc, toutes les conditions étaient réunies pour le transfert.

Règle cinquième de la guérison ésotérique : "*Il faut que le guérisseur cherche à relier son âme, son cœur, son cerveau et ses mains. Cela lui permet de projeter sur le patient la force vitale curative. Telle est l'action magnétique, qui peut soit guérir la maladie, soit aggraver le mauvais état du patient, selon le savoir du guérisseur.*"[27]

CAS CLINIQUE N°12

J'avais hospitalisé Félix, chat mâle de 8 ans. Son taux d'urée était très élevé et son état général particulièrement diminué, avec altération des muqueuses buccales et troubles digestifs vomitifs. Il était condamné. Refusant cette échéance, je l'avais gardé au cabinet pour le soigner en énergétique. C'était un samedi midi, je n'avais plus de consultation, j'étais seul.

Avant de rentrer à la maison, je pratiquais un soin sur Félix en m'appliquant particulièrement sur les points du rein, je savais qu'ensuite, je ne reviendrais pas avant quelques heures. Il faisait un temps radieux, mais la perspective d'un bon week-end était un peu gâchée par le sombre pronostic posé sur Félix. Après l'avoir soigné, avec attention et compassion pendant près d'une heure, je le laissai sur la table de soin et me retournai pour me laver les mains. C'est alors, que je fus traversé d'horribles douleurs crampoïdes qui m'obligèrent à me plier en deux, douleurs au cœur, au dos, à la gorge, c'était si brutal que je m'affalai sur le sol.

Le chat était en boule sur la table, dans une attitude semblable à celle du chat qui ronronne, mais sa passivité n'était qu'apparente. J'avais, au cours du soin, ouvert des canaux de communication

[27] A.A. Bailey : *La guérison ésotérique.*

énergétique et le chat avait rétabli le contact à mon insu[28]. Me doutant que ces symptômes cesseraient à distance, je me suis relevé, j'ai enfermé le chat dans sa cage et je suis sorti. Quelques minutes suffirent à effacer les troubles.

Cette expérience m'ayant servi de leçon, j'ai su dans la proximité du soin, doser le degré d'ouverture et de partage de la douleur. Il m'arriva encore quelques fois d'être piégé, mais ce ne fut plus jamais aussi terrible, je n'aime pas du tout ça. Quant à ce pauvre Félix, il n'a pas survécu plus de quelques jours comme prévu, décédant d'un coma urémique. C'était une douloureuse mais inévitable expérience, je suppose. Merci Félix, c'est ainsi qu'on devient énergéticien.

Cette forme de contagion est parfaitement connue des magnétiseurs, et aussi des ostéopathes. La science médicale classique n'explique en rien ce phénomène, qu'elle a tendance à ramener à de l'hystérie ou à un état psychotique. Pourtant, des pratiques anciennes ont recouru au transfert de la maladie dans des œufs, en magie blanche, dans des chats, en sorcellerie, ou dans des plantes, par la pratique du chamanisme. Ce qui est transféré n'est pas le germe microbien ou viral, c'est une forme plus globale d'information. Ce que les tibétains appelleraient une entité. Pendant l'époque de la guerre froide, les russes avaient un service de recherche qui étudiait les phénomènes de transfert d'information. L'expérience suivante, qui m'a été indiquée pendant un stage, est ainsi décrite :

Deux boîtes de cultures cellulaires en cristal, hermétiquement closes étaient posées en vis-à-vis. On déposa dans l'une d'elle un composant hautement toxique à base de mercure. Le mercure étant un poison, de nombreuses cellules succombaient en présentant des images lésionnelles, spécifiques, visibles au microscope. Dans la

[28] Éprouver de la peine pour la souffrance d'autrui c'est un peu la partager, c'est une amplification de cela dont il est question ici.

boîte en vis-à-vis, des cellules mouraient également, avec des lésions identiques, ce qui stupéfia les scientifiques. Pourtant, il n'y avait pas eu de contamination directe. Cette même expérience fut répétée avec d'autres agents destructeurs. Ainsi alternativement, un agent physique comme les rayons UV ou un agent biologique comme un virus, provoquait une manifestation identique dans les deux boîtes en vis-à-vis. Les chercheurs en ont déduit qu'une information, non matérielle, mais spécifique de l'agent, était véhiculée au travers du cristal, d'une boîte à l'autre.

Les tibétains considèrent ces énergies comme de véritables entités qui naviguent dans des fréquences qui leur sont spécifiques, et dont la source d'existence peut être soit extérieure : mécanisme de transfert ou de contagion, soit intérieure : l'auto-parasitage. Cela a donné lieu au développement de la psychiatrie tibétaine bouddhique (*La médecine tibétaine bouddhique et sa psychiatrie*, Terry Clifford). Nous avons tendance à confondre, en Occident, entité et personne, notre propre corps est une fédération de cellules qui ont chacune une capacité de fonctionnement, en isolement, dans un milieu adéquat. Au niveau des énergies, c'est assez approchant. Une énergie qui n'est pas à sa place, et qui n'est pas subordonnée à une organisation centrée est dite parasitante.

L'acupuncture décrit les méridiens comme des antennes, et la médecine tibétaine conçoit les êtres comme des émetteurs/récepteurs permanents, dont la conscience s'apparenterait à un curseur qui se déplace sur une gamme étagée de fréquences. La science médicale, particulièrement attachée à l'aspect visible de l'anatomie et à la chimie, a totalement ignoré ce domaine d'appréciation. L'électricité et les ondes sont absolument partout dans notre organisation sociale. Nos biologistes ignorent cependant, cette dépendance existentielle dans le biologique. Une anatomie subtile étagée, organisée en intervalles de fréquences cohérents, bien établis et distincts les uns des autres, rend compte des échanges entre des domaines extérieurs et les corps ou l'interface corporelle. Ces couches, comparables aux couleurs, sont individualisées et peuvent s'opposer entre elles, avant que ne s'opère une hiérarchisation du contrôle, puis un contrôle global. La théorie générale des systèmes, théorie mathématique récente, relève du même phénomène d'organisation et de hiérarchisation cohérente en biologie.

À l'analyse de cette hiérarchisation des fréquences, le transfert peut donc s'opérer, soit par résonance entre deux systèmes d'identique fréquence, soit par chevauchement qualifié selon les cas de parasitage, de possession, de chimère ou d'adombrement[29]. Ce dernier terme est significatif du comportement, relevant d'un chevauchement partiel, dément ou mystique. En anthroposophie, l'idée d'influences en cascades a été avancée pour les enseignants : de l'influence du moi du pédagogue sur l'astral de l'enfant, de l'astral du pédagogue sur l'éthérique de l'enfant et de l'éthérique du pédagogue sur le physique de l'enfant. Les mêmes hypothèses dans le rapport médecin/patient ont été ensuite formulées par les disciples de Rudolf Steiner.

[29] Adombrement : la personnalité se trouve chevauchée par la contre-partie spirituelle, par exemple Jésus adombré par la puissance christique.

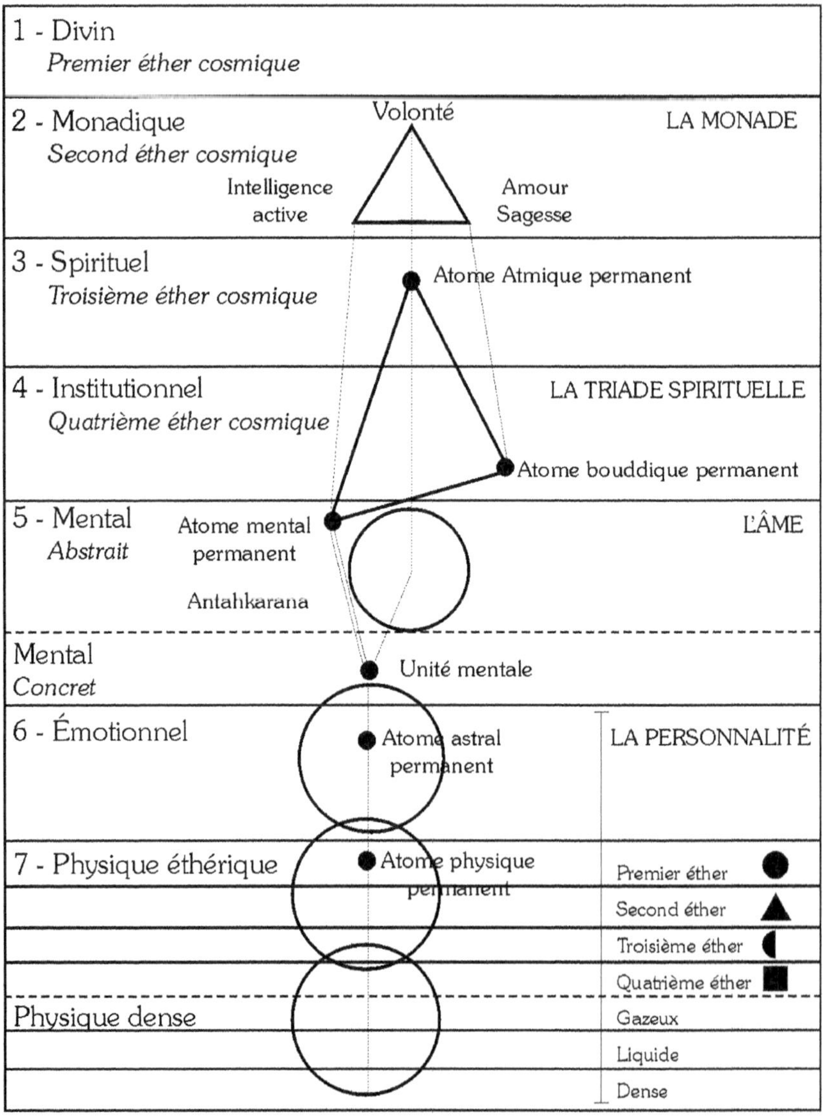

— Les sept plans selon la théosophie (Yvon Combe) —

Le physicien Jacques Ravatin, dans son ouvrage *La théorie des champs de cohérence,* parle de global et de local pour exprimer cet abus des sens, qui nous fait considérer que l'homme se résume à ce qui est mesurable et localisable. L'être et sa conscience, si l'on adhère à Pascal "*je pense, donc je suis*", est un peu comme l'électron, en probabilité de présence. Il est difficile de dire jusqu'où s'établit son influence. Les méthodes utilisées par les chamans, la magie du vaudou et autres sortilèges, les transes via les esprits des animaux, sont un fait éthologique filmé, on y voit des résistances corporelles aux poisons, des forces démultipliées par l'état de transe. Étiqueter ces phénomènes culturels d'hystérie ou de délires n'en donne pas une interprétation.

Ces domaines font l'objet de recherches approfondies par plusieurs équipes, dont l'équipe de chercheurs de l'institut Monroe qui explore les effets des états modifiés de conscience obtenus par des techniques sonores. L'équipe *Arka'll* en France (Jacques Ravatin, Anne-Marie Branca ...) ont développé de nouveaux concepts, un vocabulaire nouveau, une gymnastique mentale qui créent un décalage entre ces chercheurs d'un nouveau genre et les rationalistes analytiques. Si les tibétains et les chamans parlent d'élémentaux[30] et de démons, d'esprits animaux et autres entités, de guides, de champs lumineux qui sont étrangers à notre entendement, la théorie des formes et des champs de cohérence introduit des concepts mouvants de dualité dynamique, parle de fractants, d'obs, d'auréolaires, d'eifs[31], d'ondes de forme[32], autant de forces ou d'énergies cohérentes dont l'indéfinition est le garant de leur globalité, (pour en savoir plus lire *la théorie des champs de cohérence* de Jacques Ravatin). Cet abord du “global” pour une appréciation plus juste des phénomènes rappelle la théorie générale des systèmes de Bertalanffy, qui dénonce la voie analytique trop juvénile : “*une cause donne un effet*”.

---

[30] Élémentaux : entités de basse fréquence souvent associées aux dégradations organiques.

[31] Fractants, obs, auréolaires, eifs : les définir serait trahir la pensée de Jacques Ravatin, le sens apparaît naturellement dans un contexte un peu à la manière dont l'enfant englobe son monde d'existence et de découverte.

[32] Onde de forme : toute forme située dans un champ électro-magnétique produit une répartition de charges qui s'accumulent par effet de pointe à certains endroits. Ainsi elle produit une déformation locale du champ qui est spécifique et qui interagit avec ce qui l'entoure.

Les systèmes sont complexes et communiquent entre eux, de multiples causes génèrent de multiples effets. Il a été prouvé scientifiquement qu'un poussin pouvait agir sur un robot au déplacement aléatoire.

À sa sortie de l'œuf, le poussin est mis expérimentalement en situation d'imprégnation à un objet régulièrement présenté à lui, en l'occurrence ici, un robot doté d'une capacité de déplacement aléatoire. (L'imprégnation c'est cette propriété, observée par Karl Lorenz sur ses oies, de s'apparenter au premier venu à la sortie de l'œuf, et à le suivre.) Quand l'imprégnation est avérée, on place le poussin dans un aquarium en périphérie d'une aire de déplacement possible du robot, qui est alors positionné au centre de l'aire et mis en marche. Un stylet fixé au robot laisse une trace sur le sol. Les déplacements imagés par les graphes sont ensuite étudiés avec l'aide de l'informatique et des statistiques. Il apparaît, sans aucun doute possible, que le robot en l'absence du poussin a un déplacement non orienté, par contre, en présence du poussin, il se retrouve principalement dans la proximité de l'aquarium.

Notre ignorance de tous ces phénomènes nous conduit à une simplification excessive, à un sentiment d'isolement et de séparation que le sens visuel renforce. Pourtant, notre présence personnelle est inférante, c'est-à-dire qu'elle participe aux phénomènes observés. Nous induisons une large part des circonstances que nous pensons subir. Pour revenir au concret et à titre d'exemple, j'ai remarqué que des facteurs multiples occasionnaient des consultations : les facteurs climatiques et de saison répondant aux cycles décrits en acupuncture, les facteurs propres à l'âge de l'animal, etc., mais aussi des facteurs d'environnement humain, dépendants des maîtres et du médecin.

Il ne faut pas omettre la part appartenant au thérapeute lui-même, à savoir, que son état conditionne un certain nombre de consultations qui s'y rapportent. Rien de tellement mystérieux en cela. La réalité que nous côtoyons, nous renvoie à l'appréciation de ce qu'elle est, avec nos propres moyens d'analyse et d'autoproduction, c'est la récursivité. Je m'autoproduis par la relation à autrui. Soyons donc conscients de la réduction du réel, opérée par la démarche analytique habituelle, dans la pose du diagnostic médical. La conscience d'abstraction (impossible de tout décrire), la récursivité décrite plus haut, l'isomorphisme entre mes croyances et mon décodage du réel (je ne peux reconnaître que ce en quoi j'ai foi) sont des thèmes très avancés de la sémantique[33] générale de Korzyspski. Ces principes s'appliquent évidemment à la médecine.

Toutes ces recherches qui tentent la métaobservation, c'est-à-dire en s'incluant dans l'observation, mais en tant qu'observateur, sont, sur le plan intellectuel, similaires à ce qu'est une écoute thérapeutique énergétique, ostéopathique ou psychologique. Tout diagnostic mécanique, posé sur un patient, est une réduction à l'excès de sa personne et de son histoire. Cette réduction s'avère utile, mais ne doit pas pour autant devenir occlusive, un diagnostic n'est jamais totalement abouti, une cause apparente en cache une autre forcément plus antérieure et ainsi de suite. Le sachant, on peut éviter une cristallisation des phénomènes en redonnant au patient une dynamique, une participation à sa guérison. Nous retrouverons l'importance d'un tel concept avec le décodage biologique, quand redonner du sens est une clef de guérison.

Nous sommes là sur la couche du mental décrite par les tibétains, nos croyances limitent à l'excès nos possibilités d'expérimentation, ce en quoi nous ne croyons pas ne peut trouver d'existence dans notre vécu. C'est le sens tibétain de l'initiation aux phénomènes, ou de l'ésotérisme qui n'a pas besoin de cryptage pour être caché, seul celui qui est passé par l'expérimentation comprend. Pourtant, cela ne veut pas dire que tout et n'importe quoi existent. Si l'événementiel ne s'inscrit pas dans une cohérence, il s'agit alors d'un délire. La difficulté que l'on rencontre dans le

[33] Sémantique : science du langage approfondissant la part personnelle dans l'usage des mots.

monde mental, c'est le discernement et l'attribution des phénomènes à une possible cohérence.

"*La raison est par nature une lumière imparfaite, et sa mission, pour vaste qu'elle soit, est cependant restreinte, car, sitôt qu'elle s'applique à la vie et à l'action, elle se subordonne à ce qu'elle étudie et devient la servante et la conseillère des forces mêmes dont elle voudrait arbitrer le conflit obscur et mal compris*[34]".

Les tibétains ont donc décrit :

— Un physique éthérique, avec une pathologie propre de congestion, de décalage, de vide... issue des troubles inhérents aux besoins (alimentation, sommeil, sécurité, hygiène, activité, sexualité...).

— Un corps astral, émotionnel, avec une pathologie propre issue d'excès ou d'insuffisance (orgueil, possession, autoritarisme, dépression, peur, violence...), de déséquilibre des désirs dont les effets se répercutent finalement dans le physique.

— Un corps mental avec une pathologie propre issue des croyances (pensées de doutes, de mégalomanie, de culpabilité, dualités apparentes, auto-parasitage, etc.) se répercutant dans les corps précédents jusqu'au physique.

Ces trois premières couches peuvent s'opposer en conflits d'intégration, certains êtres étant plus dominants dans l'émotionnel et d'autres dans le mental. Finalement, ces couches s'organisent pour aboutir à une personnalité intégrée (chimie équilibrée, émotionnel apaisé, mental constructif...) qui s'oppose par son caractère égocentrique ou narcissique à un plan plus altruiste, dit transpersonnel, appelé par les tibétains corps causal, ou âme dans

[34] Sri Aurobindo : *Le cycle humain*. (p 181)

la tradition occidentale. Des étapes similaires ont été décrites en psychologie, par Maslow, dans la pyramide qui porte son nom, comme les attributs nécessaires de l'être qui se réalise.

Pyramide de Maslow :

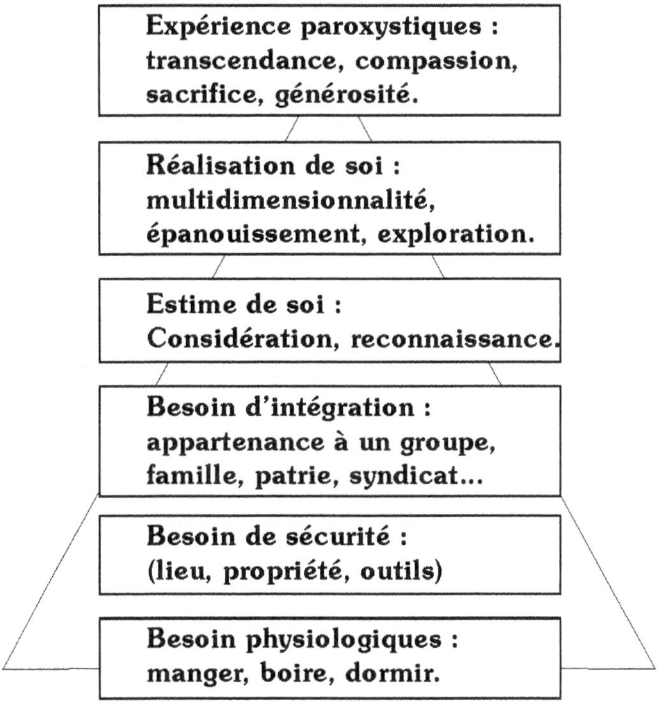

La lutte de contrôle, entre ses polarités, entraîne alors une série de désordres qui peuvent s'exprimer dans le corps par des symptômes cliniques. Quand l'éveil se fait, la porte s'ouvre sur des événements qui dépassent le cadre du vécu habituel et qui tendent vers des phénomènes de globalité. Le pont est relié entre les couches inférieures et le « ciel » qui féconde la « terre » selon l'expression taoïste, l'époux rejoint l'épousée selon la tradition hébraïque, l'adombrement s'établit selon la tradition chrétienne, etc.

Une branche de la psychologie a développé cette recherche de l'ouverture au transpersonnel. Marc-Alain Descamps fait la description suivante de l'amour transpersonnel :

"Le Transpersonnel est un niveau d'Être qui transcende l'ego ou le moi individuel, dépasse la notion de 'personne' dans des états d'expansion non ordinaires de conscience, et atteint le Soi (Jung), le Surconscient, l'Ultra-Humain (Teilhard de Chardin), le Surhumain (Sri Aurobindo), la Nature de Bouddha... Il s'exprime à travers les Mythes, les Symboles, les Expériences de Sommets..."

Les trois niveaux fonctionnels de la réalité finie sont[35] :

— *La Matière, énergie organisée sujette à la gravité linéaire, sauf quand elle est modifiée par le mouvement et conditionnée par la pensée.*

— *La Pensée, conscience organisée qui n'est pas entièrement soumise à la gravité matérielle et qui devient vraiment libre lorsqu'elle est modifiée par l'Esprit.*

— *L'Esprit, la plus haute réalité personnelle. "Le véritable Esprit n'est pas sujet à la gravité matérielle, mais devient finalement l'influence motivante de tous les systèmes évoluant d'énergie qui possèdent la dignité de la personnalité".*

Deux courants opposés naissent de ce partage, un courant "montant" qui tend à spiritualiser la matière dont la personnalité mortelle est la plus haute expression, et un courant descendant qui tend à individualiser l'esprit dont l'âme immortelle est la plus basse expression. On retrouve ainsi, deux oppositions ou complémentarités : esprit/matière et âme/personnalité. Ce que Steiner décrit, en correspondance, comme les oppositions : éthérique/matière et moi/astral. En acupuncture, le cycle des huit merveilleux vaisseaux oppose l'axe de la personnalité et la parole, dont la composante physique du "je suis" est d'abord garçon ou fille (sexe), à l'axe de l'âme, dont la composante physique du "Je suis"

[35] *La cosmogonie d'Urantia.*

est la gouverne du cœur et de la procréation. Donc, le “je suis”, garçon ou fille, centré sur les fonctions libidinales chères à la psychanalyse et à Freud entre en dualité dynamique avec le “Je Suis” impersonnel de la spiritualité. Une autre croix de dualité dynamique est formée par l'opposition entre l'axe de la matière, la cristallisation rénale, le *chakra* basal d'incarnation et celui de l'esprit, le soi immunitaire, l'imaginaire dit du *Taemo*. En extrapolant un peu, on peut comparer cette dernière pseudo-opposition à celle de l'apparence corpusculaire par rapport à sa représentation vibratoire. En ostéopathie, cette double croix est pratiquée en massage sur la partie postérieure bombée du crâne, correspondant pour les tibétains au chakra *Alta-mayor*, pour équilibrer les différentes tensions intracrâniennes et en guérir les conséquences[36].

---

[36] Une autre croix existe, elle se situe au niveau de C2 (cervicale), elle donne la référence de l'horizontalité et de la verticalité de par l'orientation des surfaces articulaires. Les supérieures sont horizontales et les inférieures sont obliques. La qualité de mobilité tissulaire à cet endroit, et son aplomb sont les garants d'un bon équilibre. Qui dit “bonne horizontalité” par les yeux et le rachis permet "une bonne verticalité” ou une “bonne élévation” tant physique (par l'absence de tensions inutiles) que spirituelle (le physique devient un point d'appui pour développer le spirituel). Une autre croix dans le palais (entre les palatins et les maxillaires supérieurs) donne une indication sur la position et la mobilité de l'ensemble du crâne. (Jacques Vigier la tour)

Chapitre IV

Ostéopathie mouvement et espace temps

Cas clinique n°13

M. L. me téléphone, son labri, Boby, de 12 ans est, dit-il, devenu impotent avec l'âge. Son arrière-train ne décolle plus du sol, et il pense que la meilleure solution pour lui éviter des souffrances serait de l'euthanasier. Je lui donne son rendez-vous, en lui expliquant bien que la décision ne sera prise qu'en concertation et après estimation médicale de l'irréversibilité des troubles.

Arrivé au cabinet, je découvre un Boby très présent, très vigilant. Le monter sur la table de consultation provoque sa révolte. Pour moi, c'est le signe que le moment n'est pas encore venu. J'explique donc, au maître, la théorie de la baisse de l'énergie du rein observée chez tous les mammifères, qui induit tous les symptômes de la vieillesse : moindre résistance au froid, surdité, polyurie, polydipsie, fragilité osseuse et baisse de tonicité sur le méridien du rein, donc postérieurs affaiblis. Je pratique la tonification des points du rein et du yin général, et j'en profite pour réaliser une écoute ostéopathique cranio/sacrée.

— *C'est étrange, il a un déséquilibre au niveau du bassin qui semble en torsion. Votre chien a-t-il été heurté par une voiture, a-t-il eu un choc latéral ?*

— *Je ne me souviens que d'un fait ancien. Il y a bien longtemps, puisqu'il n'avait qu'un an, au croisement, un peu plus bas de chez moi, assez éloigné de la maison, il a été vu heurté par une voiture. D'ailleurs, il a boité pendant quelques jours de la patte. Mais, comme il est rentré seul à la maison, on ne s'est pas affolé, on a pensé qu'il ne s'était rien cassé.*

— *Écoutez, puisque j 'y suis, j'en profite pour rétablir les axes, nous verrons bien !*

Un rendez-vous de contrôle est pris 15 jours plus tard. Les deux semaines s'écoulent sans nouvelle, et le rendez-vous pris n'est pas honoré. Ce n'est qu'un mois plus tard, à l'occasion d'un café au bar de l'angle de l'immeuble où j'exerce, que le hasard me fait rencontrer monsieur L.

— *Au fait, pour le chien,* me dit–il, *votre traitement a été très efficace, mais il est mort.*

— *Malheur, comment est-ce possible ?*

— *Eh bien, non seulement il s'est remis à marcher, mais même à sauter. Il a fait le mur, et je l'ai retrouvé mort, au croisement, là où il avait été heurté la première fois.*

Quelle étrange expérience, le déblocage ostéopathique aurait-il remis en scène la mémoire, les circonstances et l'événementiel de l'accident ?

Le fondement de l'univers spirituel est l'immobilité, l'immobilité équilibrée de la lumière, unique et magnétique, de Dieu. "*Le fondement de l'univers physique est le mouvement, le mouvement toujours changeant qui naît de l'assemblage de conditions non équilibrées, qui doivent elles, à jamais, se mouvoir à la recherche de cette immobilité équilibrée dont elles ont jailli. Et de nouveau, Je dis que Mon seul principe de Ma seule loi est fondé sur les échanges égaux entre toutes choses opposées, toutes conditions opposées. Parce que Je suis l'Équilibre.*" (Walter Russel, *Le secret de la Lumière)*

Dans notre organisme, structures et fonctions étant interdépendantes, harmoniser leurs rapports de mobilité et de fluctuation est la philosophie même de l'ostéopathie.

Le corps est animé de mouvements d'amplitudes et de fréquences différentes, les plus visibles étant la respiration pulmonaire, les contractions cardiaques, mais auxquelles il faut ajouter les mouvements de contraction spontanée des ventricules cérébraux, décelables chez le nourrisson quand la fontanelle est encore ouverte, les mouvements péristaltiques abdominaux, les micromouvements musculaires, etc.

Les mouvements respiratoires, cardiaques et crâniens sont autant de repères que le thérapeute utilise. L'ostéopathe peut se mettre en phase, en calant ses mouvements propres sur ceux du patient, ou en le calmant progressivement. Le soin devient un partage thérapeutique, l'accès à l'information est ouvert : les restrictions de mouvements apparaissent, les tensions et autres douleurs se révèlent. Ensuite, il importe de trouver le blocage : point de restriction ou de fixation qui a entraîné diverses manifestations secondaires.

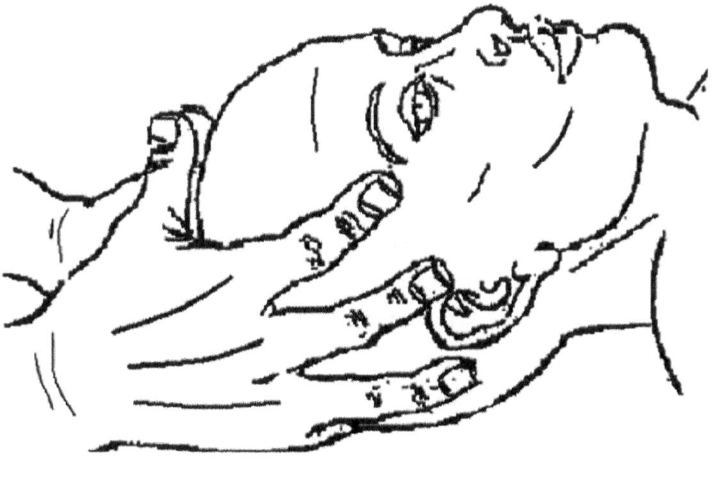

— Écoute crânienne en pratique ostéopathique —

Le point de fixation se libère soit par trust (application d'une contre-force), soit par dilatation et amplification du mouvement jusqu'à libération (étirement maximum dans le sens possible). Tous les ostéopathes n'utilisent pas les mêmes méthodes, certains vont plutôt agir sur une base visuelle, d'autres vont utiliser le canal sensitif et tester les libertés de mouvements dans les diverses directions articulaires, et d'autres encore, vont être plus perceptifs, et appréhender le problème par leurs sensations internes (classification des types sensitifs de Geneviève Caillou). Les patients sont eux aussi très différents, certains sont de véritables livres ouverts, leur soin est facilité par une lecture aisée de leur corps, de leur histoire ; d'autres sont plus secrets, ou en retrait, et parfois le soin a du mal à s'établir. Le maître peut très bien involontairement éclipser son chien par sa présence, il est alors nécessaire de parler de quelque chose qui l'interpelle, afin de lever ce bouclier protecteur mais aussi, occlusif à l'écoute thérapeutique.

CAS CLINIQUE N°14

Madame M. m'amène son boxer âgé de 12 ans, pour traiter un accident vasculaire cérébral ou A.V.C. Il tient sa tête penchée sur le côté, ses yeux vont de droite à gauche sans contrôle ; il est affolé, car il ne peut tenir debout. Je palpe les différents méridiens aux points dits RO (ces points sont reliés aux organes profonds), afin de repérer les fonctions déficientes et de les équilibrer. Puis, finalement, j'en viens à l'écoute crânienne.

En fait, je ne vais presque jamais directement au siège de l'affection. D'ailleurs, les animaux n'apprécient pas qu'on leur fasse mal dès qu'on les met sur la table d'auscultation, de plus, le soin à distance produit une meilleure répartition de l'énergie qui était concentrée au point douloureux. On induit ainsi, une relaxation corporelle. Pour un énergéticien, toute douleur est une restriction d'espace au passage de l'énergie fondamentale, donc cosmique. Le traitement consiste à redonner de l'amplitude, de l'espace.

À la manière d'un ostéopathe humain, je pose une main d'un côté, sur l'occiput, et de l'autre je saisis souplement le reste de la boîte crânienne. La personne qui assiste au soin ne voit rien, elle nous croit immobile, pourtant une sensation de mouvement infime nous anime. L'image qui représente au mieux ce mouvement, est celle du va-et-vient des vagues sur une plage, à une échelle très réduite, c'est très fluidique. On est comme porté dans un état hypnotique pendant quelques longues minutes. Si le chien vient à bouger, même subitement, la main reste collée à son contact, il ne semble pas y avoir de retard dans la synchronicité du mouvement : échappée du chien et suivi de l'ostéopathe. L'initiative du geste induit le tout, bougeant ensemble, les doigts du thérapeute sont comme fixés sur la peau.

Et soudain, me parvient la sensation d'un relâchement, d'une plongée de l'occiput sous le crâne, avec le sentiment d'une grande amplitude de mouvement. Ceci a été obtenu sans volonté véritable, mais plutôt naturellement. Une sensation de soulagement nous gagne, tout semble être plus souple, plus libre et le soin est fini. Il n'est pas incongru de se demander ce qui a opéré le soin, la ténacité certainement, mais aussi l'écoute, c'est-à-dire l'absorption concentrée dans la rythmicité. Certains ostéopathes parlent de points d'appuis autour desquels le corps du patient se rééquilibre, le praticien maintient ces points et le corps se réorganise naturellement.

Deux jours plus tard, je reçois des nouvelles téléphoniques, madame M. me dit, enthousiasmée :

— *Chapeau, et même chapeau bas, car sa tête s'est redressée, il a retrouvé son équilibre, et cerise sur le gâteau, sa cataracte a totalement régressé.*

J'aimerais qu'il en soit toujours ainsi, mais j'avoue que c'est la seule fois qu'une cataracte a disparu de cette manière, les échanges liquidiens étant favorisés au niveau des trous des nerfs crâniens, le métabolisme local s'est amélioré, et donc aussi la transparence du cristallin. Six mois plus tard, ce bénéfice secondaire avait malheureusement disparu.

La sensation éprouvée, d'un mouvement considérablement plus amplifié qu'il ne l'est en apparence, est une étrangeté. De l'extérieur, la manipulation apparaît très statique. Le résultat est parfois visible, mais là encore, c'est de l'ordre du rayonnement, un œil non exercé ne saisit pas immédiatement le changement. Il faut attendre la disparition des symptômes associés au trouble, pour confirmer l'efficacité du soin. Ceci est d'autant plus vrai en ostéopathie vétérinaire, puisque le maître de l'animal ne peut que constater ultérieurement l'efficacité du soin.

Ce qui heurte le plus nos sensibilités de rationalistes, c'est l'apparente opposition : solidité structurelle du tissu osseux et fluidité du soin. La théorie physiologique explicative du phénomène est le mouvement contractile qui induit sur les ventricules cérébraux, remplis de liquide céphalo-rachidien, une répercussion qui se produirait de proche en proche, à l'intérieur des fascias qui gainent tout le corps. Nous sommes dans l'opposition : corps éthérique (qualité eau)/ corps dense (qualité matière), décrite au chapitre précédent. Certains ostéopathes auront, selon leur sensibilité, une pratique plus structurelle, alors que d'autres agiront de façon plus fluidique.

Ma première expérience de l'ostéopathie me fut donnée par ma très chère compagne, à l'époque où nous étions étudiants à l'école vétérinaire : je souffrais d'une otite subite que rien n'expliquait, sauf un choc avec le mât de ma planche à voile, sport que j'avais pratiqué la veille. J'ai compris que le coup avait dû modifier l'harmonie de la boîte crânienne (même si la description anatomique d'école qualifie ces différents os crâniens comme étant soudés entre eux). Je lui ai demandé de poser ses mains symétriquement sur ma tête et de rétablir, si elle en avait la perception, le défaut de symétrie. Ce qu'elle fit, avec force, très rapidement et sans le moindre doute. J'ai ressenti alors une vive douleur, comme une déchirure, et instantanément mon oreille a cessé d'être incommodante. Le geste thérapeutique avait été spontanément parfait, comme un accord entre nous. "Aux innocents les mains pleines", ai-je entendu souvent durant mon enfance. Je le crois, effectivement pour l'avoir souvent vérifié : les premières tentatives dans une pratique sont plus souvent couronnées de succès que les suivantes. Certainement, à cause du mental qui veut tellement récupérer les bénéfices d'une action, en cherchant à en contrôler les modalités. Le geste a été en adéquation avec la représentation que nous avions du squelette.

J'ai eu une autre expérience, avec une amie avec laquelle je m'exerçais au magnétisme. Les étudiants en ostéopathie ou en acupuncture travaillent entre eux. C'était notre cas, nous travaillions toujours ensemble parce qu'il y avait entre nous un respect réciproque, ce qui nous préservait des pépins et autres erreurs de manipulation. Elle était allongée sur le dos, les bras le long du corps et les yeux fermés, j'étais à genoux et tentais sur elle de nouvelles manipulations énergétiques. Chaque échange devait aboutir à un retour à la normale, et l'amplitude des manipulations devait être raisonnable. J'insiste sur la nécessité d'un respect mutuel parce que s'il n'est pas effectif, toutes ces pratiques sont dangereuses. J'ai appris quelques années plus tard, à la lecture d'un ouvrage de yoga, que j'avais, sans intention bien définie, pratiqué un geste rituel sacré. Bref, à genoux au niveau de sa tête, j'ai eu le désir de poser mon front sur le sien, ce que je fis alors. J'ai, ou plus justement, nous avons perdu la sensation du contenant solide de la boite crânienne. Le tout (les deux têtes) n'était plus qu'une chose souple qui subissait une torsion symétrique dans un sens, puis dans l'autre. Toute sensation de solidité avait disparu, comme deux poches d'eau se déformant en réciprocité parfaite. Le phénomène a duré au moins deux minutes, bien que dans ces moments-là on ne pense pas à regarder sa montre. Puis cela a cessé, l'équilibre s'est établi et la sensation corporelle est redevenue normale, alors, nous nous sommes séparés, gardant une sensation de bien-être.

Ce caractère liquidien est essentiel en thérapeutique, toute structure vivante, solide, peut être considérée sous cet aspect. Alors, le geste thérapeutique se porte sur le champ morphique du trouble physique, ce qui permet parfois de modifier son aspect, voire de le faire disparaître. En pratique, on peut utiliser un imaginaire liquidien, on s'adresse alors, au plan éthérique, si c'est un imaginaire aérien (le souffle) on sera plutôt dans l'astral, si c'est de l'ordre de la chaleur, du feu, alors c'est l'affirmation du moi[37]. L'apprentissage, c'est de faire sienne une pratique, et cela passe par une construction mentale initiale, par exemple des tuyaux, dont certains sont vides et d'autres pleins (pour l'acupuncture), ou des fils (en ostéopathie) dont l'emmêlement handicape la mobilité de la marionnette que nous sommes. Passé le stade de la formation, cette représentation décalée n'est plus nécessaire.

Poussons plus loin la comparaison d'une pratique acupuncturale avec une pratique ostéopathique. Par exemple au niveau vertébral : l'acupuncteur vide la charge du point YU (situé le long de la colonne) ce qui lâche la tension musculaire vertébrale, en libérant le mouvement et la vertèbre correspondante ; un ostéopathe tend le muscle à son maximum (comme pour libérer une crampe) ou à l'inverse force par trust le mouvement contraire, ce qui rétablit la liberté articulaire. Les points YU du dos, en acupuncture, ont une fonction d'organe, ils sont situés en regard de chaque vertèbre, leur soin interagit à la fois sur la vertèbre incriminée, et sur l'organe correspondant. Pour l'ostéopathe aussi, chaque vertèbre a une correspondance d'organe. Les fascias et les feuillets qui supportent les organes sont fixés sur l'axe rachidien, ils répercutent donc directement ou indirectement toute déformation de la colonne. Des deux, vertèbre ou organe, il est difficile d'établir un ordre de primauté causale : ils sont simplement liés. De même, une déformation de l'axe se répercute immédiatement à la périphérie. Par exemple, pour notre marionnette, tirez sur un fil et les pieds ne se poseront plus sur le même niveau. Le traitement ostéopathique consiste à relier les signes rachidiens et

---

37 Nous développerons ce thème au chapitre suivant avec l'abord de la médecine anthroposophique.

périphériques, comme par exemple : vertèbre lombaire se répercutant aux genoux et troubles génitaux, ou encore : autre lombaire et colites chroniques, ou en dernier exemple : dorsale et cœur, puis épaule, etc. Cette interdépendance des signes périphériques et centraux est un constat relevé, aussi bien en acupuncture, en ostéopathie, qu'en homéopathie. La matière médicale homéopathique décrit des signes centraux et des signes périphériques pour chaque remède.

CAS CLINIQUE N°15

À l'époque, je n'affichais pas l'orientation « médecines douces », aussi, les clients pouvaient être quelque peu surpris de mes méthodes de soin. Ce fut le cas pour les maîtres de ce chien : un bobtail qui présentait une plaque de teigne bien délimitée sur le bord de la colonne vertébrale. La vertèbre, en regard de la lésion, était mal positionnée et l'épine dorsale était en rotation. Mais le chien ne s'en plaignait pas, d'ailleurs les maîtres n'avaient rien remarqué. J'ai posé le chien sur la table, et j'ai pris tout l'arrière train dans les bras pour effectuer le mouvement rotatif curatif. J'ai bloqué la vertèbre en lésion et ai fait pivoter le bassin. Un claquement s'est fait entendre signalant le déblocage.

Ce claquement est interprété comme un craquement tissulaire, il n'en est rien, sinon il serait reproductible immédiatement. Faire claquer son doigt, en étirant ou en rapprochant les surfaces articulaires par une torsion de l'articulation, produit une rupture de charge, et ça claque comme dans un condensateur. Il faut attendre que la tension interne se rétablisse pour reproduire le bruit. Ainsi, une mise en tension excessive et constante entre les parois de l'articulation entraîne des inflammations dans le biologique, des douleurs, et finalement des déformations.

Avant de descendre le bobtail de la table, j'ai de nouveau testé la mobilité de l'axe vertébral pour contrôler l'efficacité du soin, c'était satisfaisant, pour moi, le traitement était terminé

— *Et la plaque de teigne*, me dit le maître ?

— *La plaque n'est qu'un révélateur, ce qui d'ailleurs vous a alerté du problème ; elle disparaîtra comme elle est venue. Pour vous rassurer, si dans quinze jours il reste quelque chose, je vous offrirai la pommade.*

Douze jours plus tard, je fus averti qu'aucune pommade n'était nécessaire, la plaque n'était plus aussi nette, les poils ayant déjà un peu repoussé.

Rudolf Steiner attribue au corps éthérique les forces modelantes car c'est dans l'eau (le liquide amniotique) que se fait l'embryogenèse. Le processus, débuté dans la matrice utérine, se prolonge ensuite, par la croissance et la personnalisation de la forme. Interviennent progressivement, le plan de l'astral et des désirs, et la part du Moi. Il y a des périodes de crises pendant cette croissance, dont les maladies infantiles et les crises d'adolescence sont l'expression. (Médecine anthroposophique)

Selon les expériences vécues et leurs répercussions, des charges et des tensions vont finalement modeler le corps en créant, soit une harmonie, soit des dysharmonies dans l'agencement corporel. Tensions musculaires et restrictions de mouvements articulaires, déterminent une allure qui se cristallise dans une forme spécifique. Ces tensions sont la manifestation, plus ou moins inconsciente, de nos peurs (la psychosomatique) nourries elles-mêmes du vécu et des croyances acquises. Ainsi, les croyances, les pensées, les désirs et les peurs, s'incarnent progressivement dans le corps qui en restitue l'apparence comme un miroir[38].

Toute notre histoire y est écrite, et paraît claire à celui qui sait observer, c'est le domaine de la morphopsychologie. Prenons l'exemple d'un traumatisme : un bébé précocement victime d'un accident, alors qu'il était en total abandon à sa mère. Imaginons que quelque chose de non identifié l'ait bouleversé, et qu'il en garde une mémoire inconsciente. Il conservera durant sa croissance, puis sa vie d'adulte, la hantise, la crainte qu'une chose terrible inattendue puisse advenir, à nouveau, à tout moment, et le blesser. Il ne parviendra plus au total abandon et à la confiance dans l'intimité. Cette peur d'un risque, susceptible d'arriver à l'improviste, va modifier son schéma corporel : son cou sera toujours en tension pour prévenir un éventuel choc, il aura des cervicalgies, et secondairement des troubles associés (problèmes oculaires, thyroïdien, etc.). Morphologiquement, son cou sera étroit et ses épaules relevées. Le traitement ostéopathique d'un tel patient consistera, alors, à agir sur ces mémoires en libérant les tensions, à rectifier la posture en y associant, si possible, la prise de conscience de la source causale du processus.

Le soin devient une lecture, une découverte de l'histoire de chacun. Ainsi, se mêlent simultanément, le rétablissement corporel, le réveil des mémoires, les décharges émotionnelles et les prises de conscience. La pratique ostéopathique ou manuelle prend une dimension d'écoute et de partage qui, en soi, suffit parfois à la libération des structures. Ce fut le cas pour l'exemple clinique qui suit.

CAS CLINIQUE N°16

Madame X est une merveilleuse cuisinière, elle sert des plats typiques, et appréciés, dans son auberge où nous passons nos vacances. Sa fille, qui nous héberge, éprouve de l'amitié pour nous et nous confie qu'elle est très inquiète.

En effet, sa mère âgée souffre de déformations articulaires au niveau des phalanges, des coudes, mais aussi des genoux... Le handicap est assez important pour, qu'une fois par mois, elle soit

---

[38] *Médecine bioénergie* de John Pierrakos.

obligée de se rendre à Marseille, à 250 Km, afin d'y suivre des traitements expérimentaux. Mais le trouble s'aggravant, elle devra bientôt cesser son activité. Ayant parlé, au cours d'un repas, des médecines douces et lui ayant mentionné mon expérience en la matière, elle me demande un traitement énergétique que je ne puis refuser. Toutes ses articulations se déforment a tel point que chaque rayon osseux suit un trajet dévié, de plus de dix degrés, du rayon précédent. La marche est donc difficile, et les membres supérieurs sont de plus en plus handicapés, les mouvements en deviennent pénibles.

L'intimité thérapeutique qui s'installe par le toucher, par le dialogue ou plus encore parfois par le silence, ouvre à des sensations corporelles, à des perceptions ou des intuitions, selon les cas. Ces articulations déformées, ces torsions dans le corps au niveau des membres, étaient l'expression visible d'une torture intérieure, une torsion psychique provenant certainement d'une situation conflictuelle. Ce qui s'inscrit sur le corps est une histoire qui s'écrit. On devrait dire ici : « *voilà un être qui emmure dans le silence ce que le corps expose et crie* ». La lecture du corps consiste à relever les éléments clés, qui orientent vers le sens de la maladie. Les membres, comme nous le verrons plus loin, faisant partie du système relationnel, quel était l'événement déclencheur d'une telle manifestation intérieure ?

— *Cette maladie est dite auto-immune, c'est-à-dire que votre système immunitaire produit l'inflammation constante des articulations. Au plus loin qu'il vous paraît, à quand remontent les premières manifestations ?*

— *Ça fait presque dix ans.*

— *Pour vous, quel événement majeur s'est-il passé à peu près à cette période ? C'est quelque chose d'importance, une situation que vous auriez voulu éviter ?*

— *Mon mari est décédé à cette époque !*

Ensuite, nous avons parlé de la mort, puis du droit à la colère, que chacun traverse après la disparition d'un être cher, due au sentiment d'abandon que génère notre condition humaine dans une telle situation. Nous nous sommes ouverts l'un à l'autre, et je lui ai exposé mes croyances sur le devenir après la mort physique. Petit à petit, son corps s'est détendu, une profonde paix intérieure s'installait et remplaçait la distorsion interne. Elle me confiera par la suite, qu'au travers de notre discussion, elle avait envisagé la mort différemment et qu'elle imaginait maintenant son mari en paix, quelque part, mais plus dans le néant. Elle lui avait redonné une place, une dignité et de fait, elle se sentait moins seule. Sa colère et sa peur avaient été remplacées par l'espoir, par une confiance renouvelée en la vie.

Au fil des jours, ses douleurs ont progressivement disparu et sa mine plus détendue lui a valu les compliments de sa famille. Les déformations articulaires ont cessé d'être douloureuses et, aux dernières nouvelles, auraient même régressé. Elle régale toujours les voyageurs qui s'arrêtent dans son auberge.

Les consultations ostéopathiques, ou énergétiques, font remonter des séquences d'événements qui se révèlent au thérapeute en chronologie inverse, c'est une remontée du temps. Une seule consultation est rarement suffisante, elle ouvre un champ d'observation, puis de nouveaux éléments sont découverts lors des examens suivants. Comme si le soin consistait à libérer le corps de dépôts successifs bloquant son énergie vitale, comme l'oignon que l'on débarrasse des différentes "tuniques" qui le recouvrent.

Cette caractéristique du "temps inverse" est présente aussi bien en ostéopathie, en acupuncture, en homéopathie qu'en psychoanalyse. Les techniques de psychothérapie corporelle de John Pierrakos, la bioénergie rebaptisée aussi somatothérapie, ont été inspirées des travaux de Lowën, qui fut son associé. Ces techniques font participer le corps à la décharge émotionnelle. Leurs recherches aboutissent à l'établissement d'un modèle d'énergie/conscience en pelures d'oignon. L'expression la plus créative, la plus énergétique et vivante de l'être, qu'ils nomment le noyau (the core), est enfermée au centre de ces couches qui vont de la périphérie au centre : le masque du Moi, les émotions primales négatives et les émotions primales positives.

"Le soin consiste en une libération des restrictions énergétiques, témoins d'émotions refoulées ou de croyances, pour réactiver la liberté d'être. Ces soins s'opèrent donc par une participation corporelle de mouvements ciblés qui sont en eux-mêmes libérateurs selon un mécanisme guidé d'auto-guérison. Les lésions corporelles apparemment irréversibles peuvent s'améliorer grandement par une simple re-décision dans le champ imaginatif de la personnalité[39]".

La lecture corporelle fait partie de l'exercice ostéopathique, les récidives de déplacement, les lésions chroniques, sont la signature d'un comportement, d'une attitude dans la vie, d'une croyance. En introduction de ce chapitre, nous indiquions l'abord structurel et la perception fluidique du trouble ostéopathique, c'est une réduction, selon le classement de Steiner, aux deux premières couches : éthérique et astrale. En fait, l'émotionnel et la couche du Moi, introduisent corporellement leur participation active dans des attitudes figées de peur ou d'angoisse, comme par exemple, sur le plan émotionnel, les postures révélant des croyances ou des injonctions parentales, de nullité, d'incapacité ou l'inverse, etc. C'est comme si des conditions externes de vie s'incorporaient, avec l'âge, dans les briques de construction de l'édifice corporel. Toute situation physique, énergétique, émotionnelle ou mentale, bonne ou mauvaise, produit finalement une répercussion corporelle. Alors, les grands événements problématiques de la croissance, (oralité, génitalité, découverte de soi, affirmation du non, puberté, etc.) introduisent des blocages, visibles corporellement.

---

[39] *En mémoire d'énergie*, Sylvaine Oliva, rapport de stage, faculté privée des sciences humaines de Paris.

Nous étions quelque cinquante personnes, allemands, italiens, français et américains, en stage avec le merveilleux John Pierrakos, pour quelques jours de thérapie de groupe. Après un échauffement qui consistait en quelques postures très inconfortables, et en de vigoureux tapotements de mains sur les régions corporelles contractées (le but consistait à mobiliser toute énergie stagnante par la sollicitation de zones spécifiques), notre manager, John, nous invita à des scénarii qui, immanquablement, provoquèrent chez certains des réactions émotionnelles. La décharge était canalisée avec prise de conscience assistée d'un acting corporel. C'était l'été, et au mois d'août dans le midi, plus les cigales chantent, plus on ouvre les chemises. Bref, je me souviens d'un grand monsieur, barbu, ventripotent, qui ne portait plus que son short, tant il souffrait de la chaleur. Il était professeur d'université mais pendant un moment, je le vis très différemment. Avec son ventre rond, ses cuisses pleines, son air potelé et sa simili couche-culotte, il ressemblait à un poupon ; tout son corps représentait le bébé. Avait-il été bloqué à ce stade de son développement ? Outre la croissance qui s'était poursuivie, et sa barbe qui avait poussé, son corps était l'image figée du bébé couche-culotte.

Des tempéraments avec des structures caractérielles sont décrits dans toutes les disciplines, aussi bien en énergétique chinoise (type morphologique selon les merveilleux vaisseaux), qu'en psychologie (cuirasses caractérielles), qu'en homéopathie (tempéraments), etc. Un psycho-somato-thérapeute va émettre des hypothèses, par exemple un cou trop long : se tire du monde ; un ventre tendu : se crée une cuirasse et encaisse ; une congestion de la face : l'expression possible de la honte, etc. Autant de suppositions qu'il faudra vérifier. Les classements sont un support commun à plusieurs médecines apparemment éloignées, ils sont un moyen, pour l'étudiant, de s'approprier des techniques variées, dont le danger est la rigidité d'application. Les cas réels sont, en effet, un mixage des cas typiques qui ne sont, finalement, que des cas d'école.

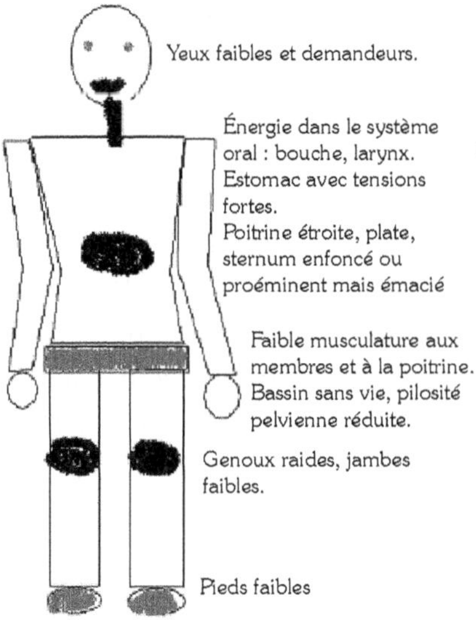

Cuirasse de type oral

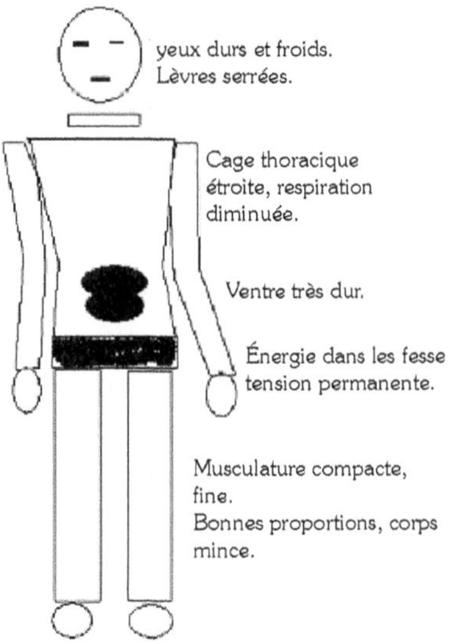

Cuirasse de type sadique

Nous venons d'explorer l'écriture temporelle des événements sur le corps, selon une chronologie de croissance et d'organisation progressive des diverses couches de l'être. Le corps est aussi organisé dans l'espace, selon une progression mathématique. Du coup, chaque zone est analogique d'une fonction symbolique. Rudolf Steiner a donné d'innombrables schémas, relatifs à l'organisation du corps humain, chacun étant spécifique d'un aspect particulier, comme celui tenant compte de la polarisation de structuration : le corps de l'homme peut être représenté schématiquement par un cercle, au dessous duquel on place un bâton vertical. La partie ronde est composée d'un squelette périphérique (la calotte crânienne) avec le tissu cérébral mou au centre ; la partie droite, dite active (les membres), est osseuse au centre, selon un axe, avec du tissu autour. Cette opposition est vraie pour la tête vis-à-vis des membres, et aussi du crâne vis-à-vis de la colonne vertébrale. Le processus se répète ensuite sur l'organisation suivante : le tronc dispose d'une partie haute de structure osseuse périphérique (la cage thoracique) qui se prolonge vers le bas par le reste de la colonne vertébrale. Même au niveau des membres, le phénomène se reproduit : la tête d'attache du membre inférieur, dite “tête” du fémur, a cette même forme ronde sur une partie droite, et encore, dans le dernier segment qu’est le pied, le calcanéum qui constitue le talon est en totale opposition de structure avec les rayons osseux qui s’y attachent (métatarsiens et phalanges). Certaines zones du corps sont donc analogiquement interactives, et donc symboliquement liées. Remarquons que le cercle est le symbole de l’unité globale avant la manifestation, il est une représentation du ciel dans la tradition, et le bâton debout est un symbole de concentration, d’affirmation et donc d’action.

Au cours de mes études en médecine énergétique, on me proposa cette autre organisation en tripartition : en établissant un étage intermédiaire, le corps apparaît découpé en trois étages, dont le deuxième est le mixage des deux étages extrêmes. La tête, le tronc double (thorax et abdomen), et les membres. On retrouve dans cet enchaînement mathématique du un qui se manifeste par le deux, et aboutit immédiatement à la trinité, les plus anciens textes sacrés dont l’étude conduit au décodage anatomique corporel.

Avant d’aller plus loin, le résumé de ce niveau de compréhension fait état d’un triple système dont chaque unité est aussi triple :

- Le système central, ou de commande, la tête, comprenant :
    - le crâne pour la commande,
    - les organes des sens pour le métabolique,
    - la mandibule pour le relationnel.
- Puis le système métabolique, le tronc, comprenant :
    - le système cardio-respiratoire pour la commande,
    - le système métabolique pour le digestif, et enfin,

  - le relationnel pour le système génito-excréteur (marquage territorial et reproduction).

- Le système relationnel formé par les membres. Les membres sont eux aussi divisés en trois :

  - Le rayon attaché est dit de commande,

  - le rayon intermédiaire est dit métabolique,

  - le rayon distal (main et pied) est relationnel. Le membre supérieur est principalement relationnel à l'entourage : l'horizontalité ; le membre inférieur est relationnel aux lieux ou aux racines (familiales) : la verticalité.

Au-delà de cette organisation trinitaire assez évidente, il faut prolonger le voyage de recherche et d'interprétation des codes par les anciennes écritures. On se retrouve sur les voies empruntées par des illustres « Platon, Pythagore, Hermès, etc. ». Bien plus récemment, mon ami J.P. Guiliani traite de ce sujet, dans son livre *L'alphabet du corps humain*. Les lettres de l'alphabet hébraïque sont, d'après les plus anciens textes de la Kabbale comme le *Sépher Yetsirah* ou livre de la formation (*Le Sepher Yetsirah*, de G. Lahy), la base de codage pour l'arrangement anatomique. En résumé, "le verbe s'est fait chair" ce qui implique que toute structure, apparemment rigide, vibre et est susceptible d'être stimulée par une fréquence propre dont chaque lettre serait une clef.

Au chapitre deux, nous avions noté la codification énergétique par le *Yi-King,* dont l'arrangement de base est *T., A., G., C.*, les quatre énergies différenciées. En tradition kabbalistique, la base est le tétragramme *YHVH*. La science génétique a percé à jour le code au niveau cellulaire, mais les réponses de la science apportent autant de questions. Nous aborderons un peu plus loin la radionique qui est une spécialité thérapeutique utilisant, entre autres modes de soin, les ondes de forme. En radionique aussi, chaque structure a son code spécifique géométrique et numérique, le langage qui est une inscription de la pensée, est dans cette discipline mathématique. Ne dit-on pas que le langage universel est mathématique ? En hébreu, la lettre est indissociable de sa valeur numérique qui participe de son sens, en reliant chaque mot de même valeur (c'est la *guématria*). Alors, un code peut-il en cacher un autre, certainement, pour le moment nous en sommes encore à nous tester sur l'avenir des manipulations génétiques, et la voie de la raison n'est visiblement pas encore acquise. En conséquence, pour les autres codes, il faudra certainement attendre encore un peu avant qu'ils ne soient rationalisés.

Quoi qu'il en soit, ces codes préexistent, d'après les textes, à la manifestation, ils sont donc efficaces sur la matrice : le champ morphique. C'est pourquoi, ils sont en thérapie des supports visuels, des images qui canalisent les forces. Des méthodes de soins apparentés, comme le *Reiki*, ou le *Kofutu,* ont fleuri ces dernières années. Elles utilisent des procédés du son intériorisé, ou extériorisé, ainsi que des visualisations de symboles ayant finalité d'agir, comme un langage codé, sur les structures ou les champs, au même titre que d'autres thérapeutes utilisent les couleurs, les souffles... Ma spécialité de vétérinaire énergéticien, m'amène à être consulté par des maîtres qui ont parfois déjà soigné leur animal par le *Reiki* ou le magnétisme. Nul doute que le magnétisme charge la périphérie de l'animal, sans pour autant pénétrer automatiquement en profondeur, quand au *Reiki*, j'observe parfois son efficacité mais n'en relève pas aussi facilement les traces.

Tous ces détails qui paraissent compliquer à loisir l'idée que nous nous faisons du corps, n'ont qu'un but, celui de saisir le caractère global de l'organisation. Un ostéopathe ou un acupuncteur peut agir sur la tête pour libérer le pied, et inversement. La logique "une cause produit un effet" est ici totalement dépassée. Des associations de systèmes, constatés pathologiques, se libèrent en soin, simultanément. Ces correspondances sont signifiantes de mécanismes résonnants qui amènent à penser qu'ils ne sont pas les seuls. La réflexologie plantaire, l'iridologie, l'auriculo-médecine, qui sont des méthodes de soins s'appuyant sur des représentations corporelles réduites à certaines zones, confirment l'organisation selon des modalités qui défient les attitudes mécanistes. Ici, la partie représente le tout (suites mathématiques de type Mandelbrot, structure fractale dont les motifs se répètent à l'infini).

Vertèbres	**Lettres**		**Os du crâne**
	ש	Schin	Ethmoïde
	א	Aleph	Sphéroïde
	מ	Mem	Occiput
Atlas	פ	Pé	Temporal
Axis	ב	Béith	Enclume
C3	ד	Daleth	Marteau
C4	ג	Guimel	Palatin
C5	כ	Kaf	Os Hyoïde
C6	ת	Tav	Molaires
C7	ר	Reish	Frontal
D1	ט	Teith	Mandibule
D2	נ	Noun	Pariétal
D3	ה	Hé	Prémolaires
D4	ו	Vav	Vomer
D5	ז	Zaïn	Os propre
D6	צ	Tzadé	Malaire
D7	ע	Ayin	Cornets
D8	ק	Qof	Incisives
D9	ח	Heth	Canines
D10	ל	Lamed	Max. sup.
D11	י	Yod	Unguis
D12	ס	Samekh	Etrier
L1	ם	Mem final	
L2	ך	Kaf final	
L3	ף	Pé final	
L4	ן	Noun final	
L5	ץ	Tzadé final	
Sacrum	א	Grand Aleph final	

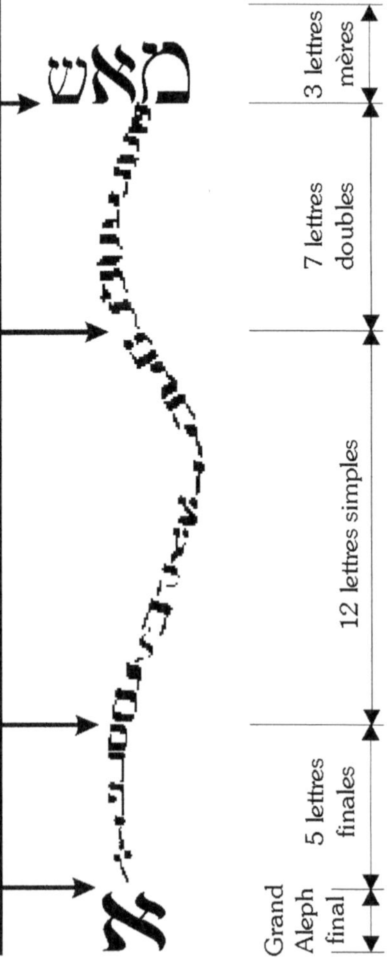

— L'alphabet du corps humain, selon Jean-Pierre Guiliani —

De nombreuses analogies réunissent l'acupuncture et l'ostéopathie, ainsi, certains chercheurs ont établi des configurations thérapeutiques palliatives permettant de jongler entre le soin ostéopathique et acupunctural. C'est une des spécialités thérapeutiques de mon ami Marc Pialoux auteur de *Les célestes danses de Tchi*. À l'aide de la clinique et de la prise des pouls chinois, il a établi un tableau de correspondances, permettant le saut permanent entre le soin énergétique et ostéopathique, principalement efficace pour débloquer des points de fixation, des verrous qui résistent aux traitements habituels. Le schéma, donné en annexe, présente, à titre d'exemple, le principe de multifactorialité de tout symptôme, ainsi que son possible traitement à distance du point apparent de fixation.

Nous avions abordé l'agencement temporel aboutissant à un masque, une cuirasse caractérielle, puis l'agencement spatial semblant dépendre d'une codification. L'association des deux aboutit à des expressions résonnantes dans la physiologie et dans la pathologie. Par exemple, l'étagement des *chakras* en médecine tibétaine est analogique de celui des articulations des membres : basal pour les chevilles, sacré pour les genoux, hanche pour le plexus solaire, épaules pour le cœur, coudes pour la gorge, et poignet pour le frontal.

À titre d'exemple, prenons le cas d'une faiblesse du *chakra* basal, en reliant toutes ces médecines entre elles on en déduit les caractères suivants : chevilles fragiles, points du rein faible, organe rein faible, gros intestin problématique, *Inntsiao mo* et surrénale insuffisants, difficulté d'ancrage pour le comportement, racines familiales ou territoriales faibles, fragilité au froid, etc.

Autre exemple : genoux, points de rate (rate générée par *Innoé mo*), *chakra* sacré, gonades, rapports entre le "je" (existe en tant que garçon ou fille) et les autres. La posture sexe caché (cambrure excessive) ou poitrine cachée (bassin projeté en avant) se répercute aux genoux. On observe, dans le premier cas, des membres cagneux (pointes des pieds en fermeture) avec tendance à la luxation externe de la rotule ; dans le deuxième, des membres panards (pointes ouvertes à l'excès) avec propension à la luxation interne des rotules. Une introversion pathologique dans l'expression personnelle (sexuelle, en tant que garçon ou fille) sera visible à la bouche (lèvres serrées et rentrées), aux mains (fermées ou repliées), et aux genoux, cela pour l'expression trinitaire.

Un traitement psychologique, faisant participer le corps, entraînera un remaniement complet. L'effet du vécu psychique sur le modelage corporel a été étudié dans les centres psychiatriques, après la chute du régime dictatorial en Roumanie. Les jeunes enfants résilients[40] ont retrouvé une normalité de leurs attitudes et de leur développement corporel, beaucoup plus rapidement que les spécialistes de l'enfance en difficulté ne l'espéraient.

Faut-il alors apprendre tout ça, pour espérer être, un jour, un bon thérapeute ? Compte tenu de toutes ces analogies, il n'est certes pas utile de tout approfondir, et l'intellect qui voudrait faire sien tous ces concepts, serait totalement inapte à y agir. L'outil de soin n'est pas l'intellect, même s'il y participe. Nous avons vu que nos dimensions sont complexes, le soin s'accomplit au travers d'une globalité qui dépasse l'analyse rationnelle. C'est pourquoi, le transfert thérapeutique a ce côté magique, pour l'ostéopathe, pour l'acupuncteur et aussi pour le psychothérapeute, le soin s'effectue à "cœur" ouvert. Même si les bases intellectuelles et les techniques doivent être acquises, le résultat du soin dépend de conditions qui dépassent largement "la quantité" du savoir.

---

[40] Résilient : vient de "résilience" que Boris Cyrulnick a particulièrement approfondi. C'est la capacité, particulièrement des enfants, de rebondir, de dépasser les privations et les traumatismes de l'enfance, pour affirmer, malgré tout, un équilibre et une réalisation.

CAS CLINIQUE N°17

Madame P. avait parcouru 300 km pour venir en consultation, je ne doute pas de mes capacités à régler certains problèmes, mais enfin, c'était un bien grand trajet. Elle avait posé, sur la table, son teckel qui était paralysé de la tête aux pieds. Après l'exposé des circonstances, elle m'avait confié son chien pour lui prodiguer un soin. Il ne souffrait d'aucune douleur vive, mais il était totalement paralysé des muscles moteurs. Aucune stimulation douloureuse ne donnait de réaction, il respirait, son cœur battait, et ses paupières ainsi que ses yeux étaient mobiles ; c'était à peu près tout ce qui était visible. Les fonctions digestives et excrétrices semblaient maintenues, mais passivement.

J'étais face à elle et regardait le chien, je pensais en moi-même : « *comment répondre à une telle demande, presque inespérée, et comment ne pas la décevoir ?* » Elle avait tant d'espoir en ce que j'allais faire. J'ai donc agi avec le plus de force possible. J'ai travaillé sur les méridiens tendino-musculaires d'acupuncture, sur les points bois (muscle), sur les points de commande du *Toumo*, puis j'ai pratiqué, en ostéopathie, une écoute cranio-sacrée, et une libération progressive des cervicales. Finalement, après une heure de soin, je l'ai laissé retourner chez elle, avec comme prescription, celle de tourner régulièrement son chien d'un flanc sur l'autre, afin d'éviter les stases pulmonaires.

Une semaine plus tard, elle est revenue, avec la même ferveur que la première fois, elle me représente son chien. Pourtant, celui-ci n'avait fait aucun progrès ! Il ne bougeait que les paupières et la langue. J'avais, en moi, le doute de parvenir à une amélioration, mais elle faisait tant d'efforts, pour venir, comment lui avouer un échec probable ? Finalement, je n'ai rien dit, j'ai examiné une nouvelle fois son chien, et pratiqué un nouveau soin, et je lui ai dit :

— *Bien sûr, apparemment, il n'y a pas d'amélioration, pourtant, pour moi c'est très différent. À votre précédente visite, les points d'acupuncture des extrémités des membres n'étaient pas alimentés, à l'examen, cette fois-ci c'est le cas. L'énergie parvient aux extrémités, le processus de récupération est donc enclenché.*

C'était, effectivement, le cas et j'étais un peu soulagé par ce maigre résultat. De toute façon, j'avais plus de doute que ma cliente, donc, plus besoin qu'elle d'être rassuré.

Une semaine plus tard, elle rentra triomphante dans le cabinet, le chien redressait la tête, les soins étaient manifestement efficaces. Deux autres visites furent encore nécessaires, et il retrouva toutes ses capacités motrices. On pouvait chiffrer la volonté thérapeutique de la maîtresse à, au moins, 3000 km d'effort de sa part.

— *Je vous remercie infiniment pour la qualité des soins que vous avez prodigués à mon chien, vous lui avez sauvé la vie.*

— *Madame, vous ne devez qu'à vous-même un tel résultat, toute cette énergie thérapeutique je n'ai eu qu'à la cueillir, c'est votre ténacité et votre foi qui ont été les moteurs de notre réussite.*

J'ai observé ce phénomène bien souvent, plus les clients viennent de loin, et plus le soin est efficient. Comme je recherche toujours pareillement un résultat, je pense que la différence d'efficacité participe du maître, c'est d'autant plus probant qu'il arrive avec une foi en vous et une participation à l'effort, ce qu'on pourrait énoncer par : « la vigueur de la demande ». La force de l'intention, muée par le désir, est productrice de résultats. Le thérapeute participe à la réalisation du projet, dans lequel il devient acteur, mais nous verrons cela au chapitre VII.

Une dernière chose sur ce chapitre de l'écoute ostéopathique avant de le clôturer : toute chose se vit dans le "je" et le "ici et maintenant". L'écoute est un état de partage, dans lequel les deux participent en un seul, ce qui signifie que l'ostéopathe accède aux mémoires de son patient comme si elles étaient siennes, et comme si l'action se déroulait au temps présent. On retrouve ces considérations dans les régressions spontanées, mais aussi en télékinésie et dans certaines voyances spontanées. Pendant le temps de la lecture, deux états peuvent se superposer, celui du vécu qui n'est donc pas un état réel physique présent, mais en prend l'apparence, et celui du réel visible objectivement.

CAS CLINIQUE N°18

Monsieur Q. me conduit son braque, Brica, parce qu'il est bizarre, ainsi qu'il le qualifie. Depuis trois jours, il se gratte souvent la tête et semble avoir des vertiges.

L'auscultation ne révèle pas de douleur vive, mais l'écoute ostéopathique permet de discerner une céphalée dont l'origine semble être cervicale. En fait, au toucher du crâne, j'ai le sentiment, la sensation d'un geste : « le cou soudainement tiré en latéralité », comme si la course avait été stoppée brusquement, au niveau des cervicales.

— *Ce chien aurait-il été victime d'une course, brutalement interrompue par une laisse ou un corde ?* Demandai-je à monsieur P.

— *Effectivement, il y a trois jours des chevaux sont passés dans la traverse. Brica était à l'attache, au bout d'une longue chaîne, il s'est levé, puis il est parti comme un fou pour aboyer au portail. Comme j'étais surpris de son agitation, j'ai levé la tête et j'ai été témoin de la scène que vous me décrivez : il a été arrêté net par sa chaîne.*

Sentir le mouvement pathologique permet d'en inverser les paramètres, et de rétablir l'état physiologique, c'est la prise de conscience qui est le challenge, le reste suit naturellement.

L'étude de l'ostéopathie, c'est d'abord l'anatomie, la physiologie du mouvement dite cinésiologie, puis l'apprentissage des tests et des restrictions de mouvement. C'est sur cette base, solide et rassurante, que se construit le traitement. Ce cadre sert de référence sur laquelle opère la raison. Au-delà, interviennent les dispositions personnelles ou transpersonnelles qui participent à la création d'une méthode, en même temps qu'une clientèle, et aussi, d'un monde conforme à l'idée qu'on s'en fait. En énergétique ou en ostéopathie, aussi loin des sentiers communs que peut aller l'expérience, la raison doit être le principe d'autorité. L'inconnu n'est pas dangereux quand le pied se tient ferme et que la raison (et non le déni) est éveillée. L'intuition est fille de la raison, prendre la voie inverse c'est se mettre en danger.

Chapitre V

Homéopathie et médecine vibratoire

Cas clinique n°19

Madame R. portant le panier de sa chatte, Trigonelle, entre en éternuant dans la salle de consultation.

— *Que puis-je faire pour vous ?*

— *Ma chatte souffre d'allergie respiratoire, elle éternue souvent, et j'aimerais qu'elle soit soignée autrement qu'avec des injections de cortisone qui améliorent son état, mais qui sont dangereuses pour sa santé.*

Après une séance de soins, je m'assois au bureau pour rédiger une ordonnance. Je pose quelques questions supplémentaires à ma cliente qui me guident, par ses réponses, vers quelques remèdes. Une prescription homéopathique est toujours un peu longue, et les livres que je feuillette toute la journée, sont délabrés à force de les consulter. Je présente la prescription à madame R.

— *Voilà, prenez une seringue, vous retirez le piston pour déposer les granules homéopathiques. Vous refermez, vous pompez de l'eau, diluez et dynamisez en secouant le tout, avant d'en administrer quelques gouttes trois fois par jour à votre chat. Je lui ai prescrit naphtalinum histaminum, et pulsatilla.*

— *Comme c'est étrange, ce matin j'étais moi-même chez mon homéopathe, parce qu'en raison des pollens, je suppose, je mouche et éternue beaucoup. Il m'a prescrit exactement les mêmes remèdes !*

— *Vous développez visiblement les mêmes symptômes, pourquoi être étonnée de recevoir les mêmes remèdes ? En fait, on devrait plus, s'étonner du contraire. Les animaux domestiques, vivant en proximité affective de leur maître, développent fréquemment des symptômes équivalents. Soigner les deux, c'est assurément augmenter les chances de guérison de chacun, et principalement de l'animal qui est secondairement bien plus, sûrement, atteint.*

CAS CLINIQUE N°20

Monsieur S. entre avec Andorre, un “Montagne des Pyrénées” de quelques mois. À l'époque de cette scène, j'étais installé depuis peu, et je n'entendais rien aux médecines parallèles. Andorre avait une grosse boule de liquide synovial au niveau du coude : un hygroma. C'est une pathologie courante de la croissance des chiens de grande race. L'os au niveau des coudes étant soumis à des contraintes de poids, le corps produit des sortes d'airbags locaux remplis de liquide.

Dans l'enseignement que j'ai reçu à l'école vétérinaire, c'est une indication chirurgicale, aussi je proposais l'ablation de la boule disgracieuse. L'opération se réalisa à merveille, et je rendis fièrement Andorre à sa famille.

Hélas, une dizaine de jours plus tard la boule reparut, récidive imprévue. Je décidais d'intervenir de nouveau, mais cette fois-ci, je laissais un drain en place en plus du pansement ouaté pour amortir les chocs. Andorre retourna chez lui, avec sa patte raide et son carcan, une visite était prévue après 48 heures. Mais voilà, le lendemain, nouvelle catastrophe, à force d'obstination il avait plié le carcan, arraché le pansement et avalé le coton. Après quelques essais infructueux pour le faire vomir, il soulagea enfin son estomac de l'élastoplaste et des bourres de coton. Il avait échappé de justesse à l'occlusion. Quant à sa patte, elle affichait encore, le plus bel hygroma qui soit. Installé depuis peu, je me sentais incompétent et impuissant avec les outils dont je disposais. Pour ne pas être en reste vis-à-vis de mon client, j'ai prescrit le seul remède homéopathique que je connaissais à l'époque, Arnica, à la dilution de 5 CH. Je savais que c'était un remède des traumatismes, c'est tout. Quant aux dilutions, je n'y comprenais rien et ne connaissais que la 5 CH. Deux jours plus tard, la boule avait disparu et tout était rentré dans l'ordre. Mon scepticisme était ébranlé.

CAS CLINIQUE N°21

Depuis, j'ai eu de nombreux et de merveilleux résultats par l'exercice de l'homéopathie, comme le cas de ce chat qui souffrait d'eczéma. C'était la dernière consultation de la journée, je lui ai injecté Arsenicum album 5 CH. Son poil se tenait raide, et il était constellé de petites pellicules. À la caresse on sentait des croûtes par-ci, par-là, il se grattait abondamment depuis plusieurs semaines, et son maître était exaspéré de le voir s'agiter ainsi.

Après l'injection, et la rédaction d'une ordonnance, j'avais proposé de le revoir la semaine suivante pour contrôler l'efficacité du traitement. Compte tenu de l'heure tardive, et de la fermeture de la pharmacie la plus proche, le traitement ne pourrait commencer que le lendemain.

Le matin suivant, à l'heure d'ouverture, je trouvais le même monsieur devant le cabinet. Il était visiblement énervé et m'interpella à mon arrivée :

— *Qu'avez-vous fait à mon chat ?*

J'étais un peu inquiet, avait-il fait un choc après la piqûre. Devant l'attitude coléreuse de ce monsieur, j'avais tout lieu de l'envisager !

— *Je vais vous le montrer !*

Et il sortit le panier de sa voiture, je me souviens en avoir été soulagé, au moins il n'était pas mort.

— *Regardez, il n'a plus rien, ce n'est pas possible, vous êtes un sorcier.*

Effectivement le poil s'était couché, était redevenu brillant et soyeux, les croûtes et les boutons avaient disparu. Je n'ai pas compris, lui non plus et je ne l'ai plus jamais revu ! Une telle efficacité l'avait choqué. L'homme a souvent peur de ce qu'il ne comprend pas. Dire que certains critiquent l'homéopathie pour sa lenteur d'action.

Un soin énergétique opère dans l'instant du soin. À la sortie de la salle de consultation, les critères biochimiques, l'aspect des muqueuses se modifient, les douleurs et les spasmes régressent, le tonus est différent. Ce dernier cas thérapeutique montre par la rapidité de résolution des troubles, aussi bien centraux que périphériques, que le mode opératoire de l'homéopathie est énergétique, ce qui serait plutôt du domaine de la physique et non de la chimie. D'ailleurs, le principal argument de dénigrement est l'absence de molécule chimique dans les préparations, au-delà d'une certaine dilution. Je crois que c'est un argument valable, non pas dans le sens d'une inefficacité, mais dans l'affirmation de notre défaut d'estimation du processus actif. Quand je pose mes doigts sur un chien, en certains points, j'obtiens la résolution parfois presque immédiate d'une diarrhée, pourtant, aucun principe chimique n'a été introduit pour stopper le symptôme, et cela marche, j'en témoigne ici.

Alors, deux courants d'opinions s'opposent, entre les partisans du tout chimique et ceux du tout physique, et cela dure depuis longtemps. De nombreuses bonnes volontés ont prouvé la réaction homéopathique sur le vivant, et même, relevé des modifications physiques du milieu homéopathique. Je laisse les sceptiques plonger dans les travaux de Lily Kolisko, de Jarricot, de G. Bertrand, de Person, de Devraigne, de Boiron, de Wurmser et Lapp, de Peyraud (...), de Benvéniste, de Heintz, tous cités et développés dans le livre de Victor Bott *la médecine anthroposophique*. La meilleure attitude est peut-être celle de considérer que, tant de prescripteurs et d'utilisateurs ne sont pas plus stupides que nous ne le sommes nous-mêmes. Je vous invite, donc, à simplement essayer, avec sérieux, la méthode.

La Matière Médicale notre *Vidal* d'homéopathe, associe à chaque remède des symptômes périphériques, des symptômes centraux, mais aussi des effets climatiques (aggravation par le chaud, l'humide, etc.), et des symptômes psychiques ou comportementaux. En fait, si on compare la description des symptômes “vide/plénitude” d'acupuncture, au niveau des étages que forment le méridien tendino-musculaire[41], le méridien de surface[42], les vaisseaux transversaux[43] et le foyer correspondant, qui chacun ont une symptomatologie propre, avec une pathogénésie (ensemble des symptômes pour un remède homéopathique), on observe de nombreuses similarités de description.

Pour exemple, dans le tableau qui suit, les deux colonnes indiquent : l'une la description pathologique du foie en acupuncture, et l'autre les caractéristiques du remède *lycopodium*, qui est lui-même centré sur le foie. Ce qui est notable, c'est que des symptômes, apparemment éloignés de l'organe foie, sont pris en compte dans les deux descriptions. C'est assez différent de ce à quoi

---

[41] Le *tsingkahn*.
[42] Le *tsingtchenn*.
[43] Les *tsingpied*, les *tsinglo*.

nous sommes habitués en médecine allopathique, et pourtant commun à ces deux médecines, d'origine assez éloignée.

Acupuncture : LE FOIE

Vide/Plénitude Foie

Tsingkahn : Plénitude

Douleur du gros orteil qui s'étend jusqu'à la face antérieure du coup de pied et à la malléole interne. Douleur face interne du genou avec crampes de la cuisse.

Baisse des facultés sexuelles.

Attaque de froid : rétraction des organes génitaux vers l'intérieur.

Attaque de chaud : appareil génital relâché ne peut se contracter.

Vide

Relâchement articulaire face interne du genou avec plus ou moins de la douleur.

Tsingchenn : Plénitude

Douleurs, spasmes, contractures, crampes tout le long du trajet du méridien.

Douleurs dans l'épaule droite avec chaleur du haut du corps.

Lombalgies, le sujet ne peut ce coucher ni sur le dos ni sur le ventre.

Symptômes oculaires : yeux rouges enflés douloureux et larmoyantes tous les "ites" des yeux, éblouissements et vertiges.

Symptômes génitaux : gonflement du scrotum, mésons douloureuses, douleurs du bas ventre. Symptômes psy : colères, agitation.

Problèmes de sommeil, réveil à 2h00

Vide

Lourdeurs des quatre membres, difficultés à se mouvoir : engourdissement des jambes, douleurs des genoux à la marche.

Prurit, hernies inguinales, hernies clé la

Homéopathie : LYCOPODIUM

Les angines aiguës évoluant nettement de droite à gauche, surtout s'il y a rougeur et sécheresse du pharynx et de la langue (sans soif vive), douleurs et dysphagies diminuées en buvant chaud, (et souvent aggravées après le sommeil) ; tendance ulcérative ou pseudo-membraneuse ; mauvaise humeur en se réveillant, etc.

Les affections respiratoires aiguës ou épisodiques : soit inflammation pulmonaire à localisation droite, état général touché (émaciation, abattement, traits tirés, fanés fripés), dyspnée, respiration sifflante, râles, battements des ailes du nez. Soit toux et crise d'asthme apparaissant toujours vers 17h, 18h, etc.

État infectieux adynamique : fièvre aggravée de 16h à 20h, atteinte rapide et profonde de l'état général, stupeur, diminution du réflexe pupillaire, yeux vitreux, chute du maxillaire inférieur. Langue avec des tâches rouges et douloureuse, mauvaise humeur au réveil. Incontinences ou rétention d'urine, délire marmottant, tremblements de la langue, etc.

Ectasies veineuses, angiomes, varices apparentes ou développées, avant les règles etc.

L'insuffisant hépatique, le dyspeptique, le constipé flatulent. Tempérament nervo bilieux, insuffisance hépatique tendance croissante et progressive à la mauvaise digestion : tôt après les repas, malaise ou plénitude épigastrique ; de 16h à 18h flatulence intestinales et borborygmes, ballonnements abdominaux assez douloureux.

Une certaine maigreur surtout de la

ligne blanches.

Épanchements séreux, hématomes, le sang coagule lentement. Atonie des organes génitaux externes, diarrhée.

Tsiué Inn

Tsinglo non relaté pour alléger la

Tsingpied présentation

Foyers : Plénitude

Oculaire : yeux larmoyants bilatéraux, rouges enflés, migraines frontales et oculaires qui finissent par des nausées, vomissements, vertiges, bourdonnements d'oreilles.

Généraux : poitrine douloureuse, oppressions, sensations de resserrement du cœur, toux avec crachats sanguinolents, sensation de plénitude de poitrine et des aisselles.

Excrétoires : règles insuffisantes, aménorrhées, problèmes urinaires, les sujets urinent peu, incontinences, constipation spasmodique.

Génitaux : érections douloureuses, priapisme.

Musculaires : contractures, crampes diurnes et nocturnes

Psy. : Colère, irritabilité, jalousie, envieux, toujours mécontents, imagination débordante, ils brodent, très organisés, type du criminel parfait ne supportent pas qu'on les retarde. Insomnies, cauchemars, somnambulisme de l'enfant, frayeurs nocturnes des enfants, les adultes rêvent de disputes, de batailles, appétit sexuel est augmenté, le teint gris et sombre.

Vide

Migraines avec éblouissements, baisse d'acuité visuelle, bourdonnements d'oreilles, baisse d'audition. Spasmes allergies respiratoires, diarrhée, règles importantes et longues métrorragies, partie supérieure du corps, vivacité d'esprit, irritabilité et autoritarisme. Intolérance à la contradiction coloration jaunâtre de la face, a atout aux tempes aggravation féculents, tôt après les repas de 16h à 20h et par fortes chaleurs, etc.

Somnolence après les repas, insomnie entre 2h et 6h, etc.

Le lithiasique, le sujet atteint de la colique néphrétique droite etc.. troubles chroniques du métabolisme général, d'origine hépatique, douleur et grande sensibilité du foie au toucher, vomissements bilieux, besoins fréquents et urgents d'uriner avec retard dans l'apparition du jet, céphalées et douleurs lombaires modifiées par la miction manque de chaleur vitale, sécheresse de la peau et des muqueuses, aggravation par la chaleur, amélioration par le mouvement lent et par l'émission de sable rouge dans les urines (douleurs articulaires et céphalée).

Sciatique droite, crampe des mollets, goutte chronique avec dépôts calcaires dans les articulations, déformation sans apparente froideur d'un pied par rapport à l'autre.

Le déprimé sans confiance en lui, le sénile précoce.

Dépression intellectuelle et morale avec perte progressive du goût de l'action et du travail, de confiance en soi dans ses projets ou ses travaux (se sent ou se juge fini) crainte de la solitude, mais avec désir de tranquillité, irritabilité et autoritarisme, Intolérance à la contradiction.

Ratatinement du pénis, faiblesse des érections, difficulté des éjaculations, un certain degré de sclérose générale. Inversion de lettres en écrivant, lapsus urines importantes, constipation atone, baisse de la libido, impuissance, éjaculation précoce, frigidité. Pieds et jambes enflés, fatigabilité musculaire, et ligamentaire, ongles cassants et secs, dermatoses, urticaires, eczéma.

Neurasthénie, déprime, manque de réaction anxiété, les sujets adorent rester au lit, émotifs, ont peur de mal faire, ne font rien, rêvent de verdure, insomnies teint cireux et pâle, etc.

fréquents en parlant, tendance à l'avarice.

Fatigabilité physique, faiblesse et parésie des membres inférieurs, dyspepsie flatulentes, pleurs pendant des heures, peurs dans l'obscurité, incontinences.

La médication homéopathique est de l'information, en mode vibratoire. Supposons qu'une personne apprenne par la radio que l'avion, dans lequel se trouvait un être chéri, s'est écrasé : l'information atteint d'abord l'étage mental, puis émotionnel, énergétique, et enfin physique. Selon sa réaction, à l'annonce de cette nouvelle, l'individu aura peut-être un évanouissement, suivi d'une chute sur le sol, bref un état de choc, pourtant, il n'a rien consommé et n'a été touché qu'au travers d'une information radio. On peut encore objecter de la conscience à la réception, en effet, l'exemple précédent suppose une écoute attentive. Bien, si la radio diffuse de la musique ou une publicité, la conscience n'est pas obligatoirement affectée, pourtant les études sur la publicité montrent que le corps, ou champ corporel, ainsi que le cerveau reçoivent, voire absorbent, l'information. En fait, nous baignons dans des champs d'informations, dont certains nous touchent, ainsi une toute petite minorité devient consciente. Nous avons décrit, dans les chapitres précédents, l'anatomie subtile et présenté des codes d'organisation, l'homéopathie est un mode thérapeutique qui agit sur les désordres inscrits à ce niveau.

Autant la chimie pondérale travaille sur le substrat, autant l'homéopathie s'appuie sur l'information, la vibration, deuxième aspect de toute chose.

Nous ne sommes pas égaux devant les événements. Pour certains, telle circonstance se vivra sans inconvénient, pour d'autres elle bloquera la force de vie, amoindrissant une fonction vitale ou entraînant un "bug" amenant, ainsi, une anomalie de fonctionnement dans un système. Les remèdes sont très personnalisés, avec une signature à chacun des étages, dans le physique, l'éthérique, l'astral et le mental. C'est la dilution/dynamisation de la teinture mère qui fait mourir petit à petit le substrat, pour renforcer finalement le pôle vibratoire.

Rappelons que le traitement homéopathique consiste à administrer une substance à doses infinitésimales, capable, à doses fortes, de provoquer des symptômes identiques à ceux de la maladie qu'on veut traiter. C'est la loi de similitude, découverte par Samuel Hahnemann à partir du quinquina. L'usage de faible concentration n'est plus réellement synonyme d'inefficacité, certaines hormones et phéromones agissent, avec une pléiade de symptômes, à des doses infimes, ce qui heurte encore les rationalistes, c'est la dynamisation. Et pourtant, cette dynamisation n'est que l'utilisation de la gravitation, pour transmettre l'information, en physique on l'appelle : onde porteuse gravitationnelle.

Les laboratoires anthroposophiques utilisent aussi, entre autres, la dynamisation associée à la dilution pour la préparation de leurs médicaments, mais ceux-ci ne sont pas prescrits en fonction de la loi de similitude, mais de la loi d'analogie. Nous avons abordé le principe d'analogie avec la médecine chinoise, par exemple, avec le cycle des cinq éléments, puis en médecine tibétaine, ce grand principe se résumant dans la conclusion unitaire du « tout est en tout ». Le microcosme est à l'image du macrocosme. L'homme étant le dernier chaînon d'une suite évolutive naturelle, chaque élément naturel est un principe en analogie avec une part de l'humain. "*Tout ce qui est réuni dans l'harmonie en l'homme existe dans la diversité autour de lui*", Dr Joachim Berron, conférence.

Les préparations pharmaceutiques, d'orientation anthroposophique, sont classées selon les critères d'organisation des quatre couches décrites chez l'homme : le moi, l'astral, l'éthérique et la matière. Si le végétal n'exprime pas les possibilités de mouvement et d'intériorisation, propres au règne animal, il tend pourtant, par des stratégies chimiques ou structurales, à développer certains aspects de l'astralité : épines, venins, poisons, etc. Quant au minéral, le métal étant un minéral particulier, il est en lien avec l'organisation centrale de l'être humain, et son organisation planétaire. La purification des métaux, opérée par l'intelligence évolutive de l'homme, et leur utilisation technologique sont des critères d'évolution dans le secteur de l'industrie : âge du bronze, âge du fer..., âge électronique ... Le rapport du minéral au cosmos est de tradition, puisque chacun des sept métaux est attribué à une planète. En résumé, les remèdes végétaux seront plutôt actifs sur l'astral, les remèdes minéraux seront plutôt employés sur le moi. Il nous manque deux couches, celle de l'éthérique et celle du physique. Les remèdes d'origine animale agissent, préférentiellement, sur l'éthérique, et ceux d'origine humaine agissent sur le plan physique, mais ne sont pas produits par les laboratoires anthroposophiques.

Pour corroborer ces idées, nous avons les élixirs floraux, les fleurs d'Edward Bach qui sont utilisables, avec succès, pour traiter les désordres émotionnels, de même, les roches pilées des préparations tibétaines, et les applications de gemmes et de cristaux employés en médecine ayurvédique et par les hommes/médecines d'Amérique du nord, interviennent sur les forces d'intégration du moi.

Le remède est ensuite à classer, en fonction du site préférentiel d'action, sur les pôles neurosensoriel, rythmique, ou métabolique. En simplifiant, pour un remède végétal :

- on prendra la fleur pour agir sur le pôle métabolique (zone reproductrice),
- la feuille pour la rythmique (lieu des échanges avec l'air),
- la racine pour le neurosensoriel (lieu de relation existentielle).

Ou encore, une racine de plante à orientation thérapeutique digestive pour agir sur le métabolisme, au travers de l'organisation nerveuse neurovégétative…

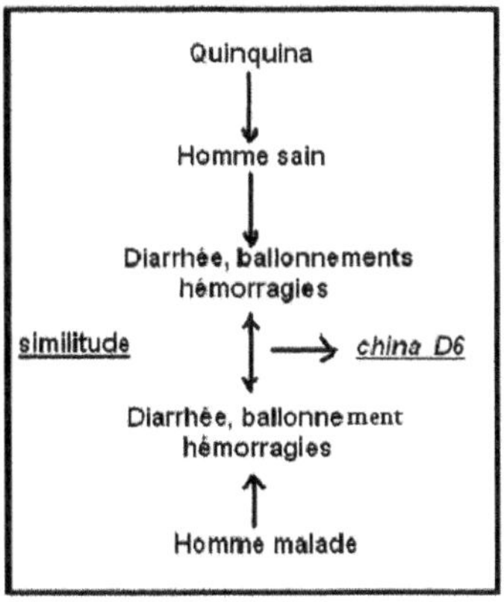

HOMEOPATHIE : EXEMPLE

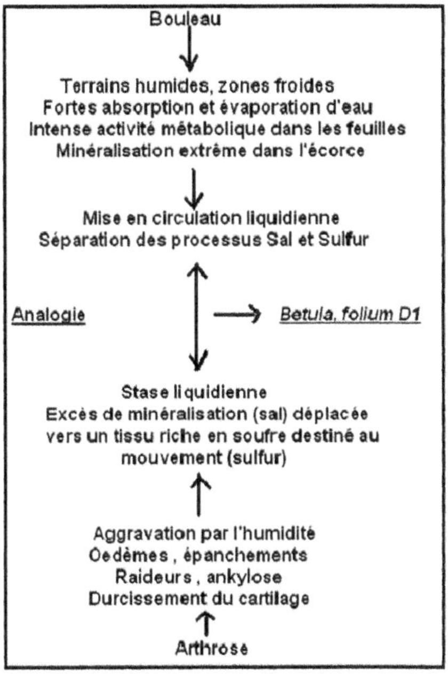

MEDECINE D'ORIENTATION ANTHROPOSOPHIQUE :

— Extrait de la brochure : *Médecine et pharmacie d'orientation anthroposophique : Un concept global*, avec l'aimable autorisation des laboratoires Weleda. —

La prescription thérapeutique, c'est donc l'art de manier des forces qui agissent en rétablissant un équilibre rompu. Tout semble parfaitement imbriqué et codé.

La codification génétique et la codification énergétique forment une trame interactionnelle. Selon le niveau d'organisation observé, le jeu interactif se complexifie. Certains chercheurs n'ont pas hésité à aller au-delà des apparences, en établissant des identifiants mathématiques pour chaque chose et pour chaque événement. On peut imaginer qu'ils cherchaient le code de communication et d'action sur les formes. Ce fut la naissance progressive d'une nouvelle médecine : la radionique. Deux grands courants sont apparus, la radionique instrumentale numérique et la radionique instrumentale géométrique.

Tout le traitement radionique repose sur la connaissance de l'anatomie subtile, les appareils utilisés en radionique numérique sont différents, selon que l'on traite plutôt le plan physique/éthérique, le plan astral ou le plan mental. En radionique géométrique, Malcom Raé est parvenu à accorder chaque remède homéopathique à une onde de forme spécifique, et inversement. En utilisant ces formes placées dans un appareil, il reproduit l'information liée à ces remèdes. Une forme est active quand elle est plongée dans un champ, chaque angle induit une concentration de charges. On connaît ces lois en aéronautique, mais aussi, beaucoup plus anciennement, en géobiologie, appelée *fenshui* en chine, qui consiste en l'étude des répercutions environnementales des formes et des couleurs, et de leurs réciprocités.

La carte radionique de Malcom Rae est le "négatif', la forme apparaît par effet de pointes, lorsque la carte est placée dans un champ magnétique. La carte est un cercle piqué intérieurement de rayons partiels, dont les extrémités libres dessinent une forme. Ces cartes sont intéressantes par leur diversité, mais aussi par les caractéristiques communes qui nous permettent de les comparer. Certaines n'ont que trois rayons, alors que d'autres en ont quatre ou cinq, et plus. Deux cartes qui se ressemblent, témoignent logiquement d'une similitude qu'on vérifie facilement dans la matière homéopathique. Certaines sont presque opposées à d'autres, et pourtant, aucune n'est identique. Travaillant avec des identifiants, le soin radionique ne justifie pas forcément la présence du patient, dont un identifiant vibratoire est théoriquement suffisant. Ce fait est forcément gênant pour le rationaliste, pourtant, l'anatomie subtile fait état d'échanges qui sont au-delà du physique. Il faut vraiment avoir peu vécu pour ne pas s'apercevoir qu'on interagit avec les êtres qu'on aime même en leur absence. Les tibétains, en vous prenant vos pouls, posent un diagnostic qui s'étend, parfois, aux membres proches de votre famille. Tout est affaire de convention mentale, comme pour l'acupuncture et l'ostéopathie, et de pratique éclairée bien sûr.

Ces notions sont à rapprocher des travaux sur ondes de forme, de Vladimir Rosgnilk (*l'Émergence de l'Enel ou l'Immergence des repères*), ou des travaux de Jean de la Foye (*Ondes de vie - Ondes de mort)*. On aborde tout un pan d'organisation physique qui serait semblable à la trame informatique d'un jeu vidéo, c'est-à-dire au support du manifesté. Le décor et l'aventure sont l'apparence d'une trame informatique sous-jacente invisible. C'est le champ d'exercice de la radionique, géométrique ou numérique, dont les appareils de soin, parfois déroutants de simplicité, sont un potentiel d'anticipation de la médecine du futur. David Tansley, Georges Delawar, Ruth Drown, Malcom Rae, et tant d'autres, dont plus récemment Yvon Combe, ont travaillé dans ces domaines sur la manifestation vibratoire ou codification vibratoire de la trame. Selon les scientifiques ou les traditions, on l'appelle : le big-bang fondamental, le Ksob, la respiration de Brama, le souffle vital, le support de la pensée, etc.

Première représentation codée géométriquement. L'onde de forme se concentre au centre du cercle :

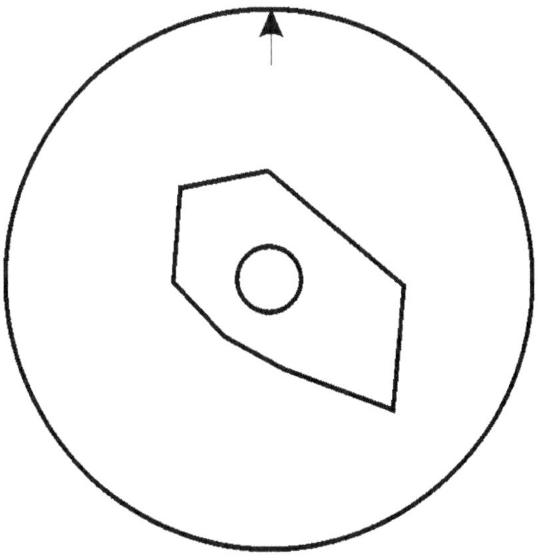

Les cartes codées définitivement et leurs ondes émanant au centre verticalement :

Phoshorus

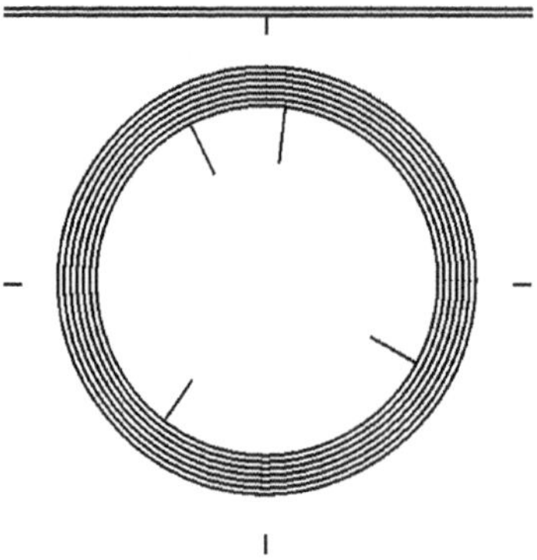

Capsicum annuum

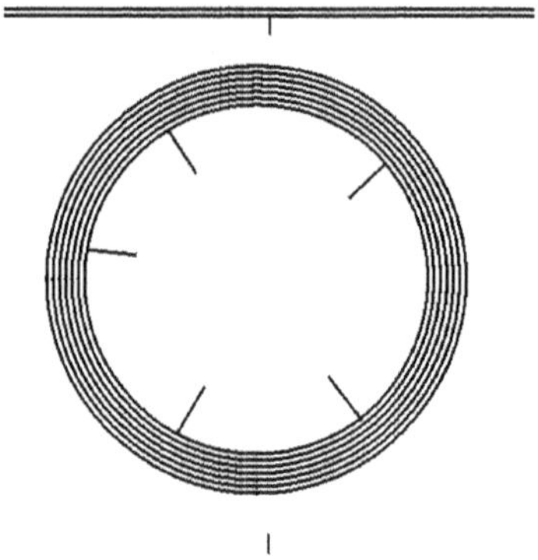

— Cartes de radioniques de Malcom Raé (*cours Yvon Combe*) —

CAS CLINIQUE N°22

Une jeune femme entre affolée dans le cabinet, son ami la suit, en portant dans les bras un colley qu'il dépose sur la table de consultation. Celui-ci bouge la tête et respire normalement, mais ses quatre membres sont inertes. Il ne fait bientôt plus aucun doute que ce chien a été victime d'un choc violent sur la voie publique. Le premier examen ne révèle rien de fracturé, peut-être souffre-t-il d'une sidération nerveuse au niveau cervical. Je décide de le garder, afin de réaliser des examens radiologiques, et raccompagne ses maîtres inquiets à ma porte. Je venais de faire l'acquisition d'un appareil de radionique qui est spécifiquement utilisé pour le traitement des désordres ostéo-musculo-articulaires : le pegotty. Alors, avant de réaliser les clichés radios, je fais une petite recherche selon la méthode proposée pour l'usage du pégotty. Ma recherche aboutit au code correspondant au choc latéral gauche, seul code répondant positivement aux tests sur une centaine de codes enregistrés. Après tout, cela semblait juste, le chien avait, certainement, été heurté latéralement.

Le pégotty a été utilisé en Angleterre, à l'époque de Ruth Drown. Il déroute par la simplicité de sa conception, c'est une sorte de damier blanc percé à chaque case. Le code numérique, correspondant à l'arrangement des cases, se transforme en code géométrique par le positionnement de pion noir dans certaines cases. La forme spécifique produite par les pions disposés précisément, contamine l'identifiant du patient. Il y a de quoi être très ceptique, surtout quand on ne connaît rien au sens de tout ceci. Mais, sans la foi rien ne se fait. Je l'avais appris de mes professeurs d'école préparatoire au concours vétérinaire, "il faut y croire", disaient-ils pour nous encourager.

Je dispose donc les petits pions noirs, et retourne à mon bureau remplir la fiche du patient. Dans les quelques minutes qui ont suivi, ce chien que j'avais étendu au sol et qui n'avait pas bougé depuis son arrivée, m'a fait le remake de Bambi sur le lac glacé. Il a soudain secoué la tête, dressé le cou, poussé sur les postérieurs laissant son avant-train au sol. J'étais si interloqué que je suis resté sans bouger, et sans lui offrir mon aide, j'étais complètement absorbé par cette étonnante scène. Puis, de proche en proche, il a ramené ses antérieurs sous lui, basculant de l'arrière sur l'avant et s'est ainsi balancé quelques instants dans la recherche d'un équilibre. Une fois assuré sur ses pattes, et toujours immobile, il a vidé sa vessie. Puis, il a immédiatement déféqué. À cet instant magique, tous les crottins ressemblent au merveilleux cadeau du nourrisson à sa maman, j'étais soufflé par ce spectacle, ce chien qui ne répondait pas aux sollicitations nerveuses était de nouveau sur ses pattes.

Les premiers appareils de radionique sont un paradoxe pour les scientifiques, parce qu'ils sont tous en circuit ouvert. C'est-à-dire qu'ils s'appuient sur le principe de l'unité du champ de l'existence. Le circuit est autant un réseau qu'une antenne. Code, information, transfert, sont les bases de ces médecines vibratoires qui agissent sur l'événement, pour en effacer l'effet ou en modifier l'action. En radionique numérique, un code chiffré identifie l'événement ou le support (en base 10 pour l'éthérique, et 44 pour l'astral), le complémentaire (obtenu par soustraction de la base choisie) du code événementiel devient alors thérapeutique. C'est un peu comme en physique, où matière et antimatière s'anéantissent en énergie, ici code pathologique, incorporé, soumis à un contre-code thérapeutique donne une régression des symptômes. Une branche de l'homéopathie s'est spécialisée dans l'effacement de désordres, ayant induit des blocages énergétiques, par le principe identique à la radionique numérique de la contre-information : c'est l'homéopathie de barrage.

Le principe de l'homéopathe de barrage est de lever toute information médicamenteuse chimique ou biologique qui aurait pu bloquer l'énergie vitale. Par exemple, c'est le cas du patient qui a observé que, depuis sa dernière anesthésie dentaire, rien ne va plus. Il n'est plus aussi concentré dans ce qu'il fait, il a un goût permanent dans la bouche, etc... Le praticien va tenter de lever le barrage en effaçant, selon une chronologie inverse, les épisodes toxiques médicamenteux ou vaccinaux, pour notre exemple le produit anesthésique utilisé. Pour diagnostiquer les produits susceptibles d'avoir provoqué le blocage, il existe quelques méthodes, dont celle de tester, sur le pouls du patient, sa réponse à la tenue de tubes témoins contenant le contrepoison homéopathique. À la prise en main du bon remède, le pouls se trouve fortifié (n'oublions pas que l'examen pulsologique est très pauvre en médecine occidentale, alors qu'il est infiniment plus qualitatif en médecine chinoise et tibétaine). Ces contrepoisons sont appelés des isothérapiques, c'est-à-dire des dilutions homéopathiques de la substance incriminée. Des laboratoires se sont spécialisés dans l'homéopathie de barrage, en réalisant des complexes spécifiques, par exemple suite à une anesthésie générale, à une vaccination, une antibiothérapie ou une péridurale, ou plus quotidiennement une pollution environnementale, etc.

CAS CLINIQUE N°23

Monsieur X espérait que je soigne son *sharpeï*, en ostéopathie, mais, quand il m'a présenté celui-ci, j'ai vite compris que le problème ne pourrait pas être résolu de cette manière. Son *sharpeï* n'avait que 9 mois, et ses membres postérieurs étaient déformés ; ils se touchaient au niveau des genoux en dessinant un X. Il ne parvenait plus à jouer avec ses partenaires, élevés avec lui, tout juste marchait-il avec difficulté.

Sa visite me rappelait celle d'un éleveur d'autruches qui m'avait amené en consultation deux autruchons aux membres déformés. Lui aussi était venu consulter l'ostéopathe. Après explication du fait que ces problèmes étaient collectifs, et donc qu'il fallait rechercher les causes dans l'organisation de l'élevage, il était convenu d'analyser les modalités particulières de son exploitation. Nous étions rapidement parvenus à la conclusion que c'était un vaccin qui était responsable, et en effet en poussant un peu plus loin notre enquête chez d'autres éleveurs, il s'est avéré que : quand le vaccin incriminé était pratiqué très tôt dans l'élevage, un pourcentage important des autruchons développait les problèmes articulaires, dans les autres élevages l'affection était quasiment absente.

Revenons au *sharpeï*, les atteintes du genou impliquent fréquemment, en acupuncture, des troubles de la loge « terre » soit rate et estomac ; la loge terre est centrée sur le système digestif et le sang. À l'examen du carnet de vaccination, j'apprends que le chien n'a pas été adopté directement par monsieur X, il a d'abord appartenu à quelqu'un d'autre. Du coup, certaines erreurs se sont produites, et le vaccin de la parvovirose a été pratiqué quatre fois en deux mois. La parvovirose est une maladie qui provoque d'importants troubles digestifs hémorragiques.

Ce chien a donc reçu comme prescription, un isothérapique du vaccin de la parvovirose en 200K, de l'étain dynamisé de la pharmacie anthroposophique (qui agit sur l'équilibre os, cartilage), de la silice qui renforce les courants supérieurs de structuration, et *bryonia*, en homéopathie, pour lutter contre le rhumatisme articulaire aigu à l'origine de la douleur et de la déformation. Un mois plus tard, l'axe retrouvé permettait de nouveau au chien de gambader avec les autres, certes le résultat n'était pas complet mais satisfaisant à 80 %.

Les dilutions sont déconcertantes selon qu'il s'agit de centésimales hahnemaniennes, de décimales anthroposophiques ou de korsakoviennes. Le fractionnement de la teinture mère, par des séquences dilution/dynamisation qui se répètent à l'identique, est comme un enchaînement de notes de musique, au-delà de quelques notes on change de portée ; en clair on passe de l'éthérique à l'astral, puis au mental, etc. Les basses dilutions sont globalement des draineurs (couche eau/éthérique, végétal/métabolique), les moyennes dilutions sont globalement circulatoires (couche air/astral-émotionnel, animal/rythmique), les hautes dilutions sont globalement déstructurantes (couche feu/mental, le moi, humain, neurosensoriel). Dans chaque portée de musique, il y a les mêmes notes, ainsi à chaque niveau, il y a la même organisation. Les études d'efficacité comparative des modes de dilutions (décimales, centésimales, et autres), montrent que ce n'est pas le dosage qui compte, mais la répétition du processus comme séquence. La manipulation imprime donc un code et une couche cible. Le traitement peut alors devenir extrêmement précis, en choisissant l'entité pharmaceutique, la hauteur de dilution, le mode de préparation, et enfin le moment et la voie d'administration.

La voie d'administration digestive est plus destinée au pôle métabolique, la voie injectable au pôle rythmique, la voie cutanée et perlinguale au pôle neurosensoriel. Quant à l'heure, il suffit de se reporter au cycle circadien d'acupuncture du chapitre II.

À l'occasion d'une manipulation d'un bol tibétain que je faisais résonner en le percutant, je fus témoin de l'absorption partielle du son émis, par l'organisme d'un ami qui se tenait à proximité. Subitement, le son, composé de nombreux harmoniques, s'est transformé, comme s'il avait été amputé d'une partie d'entre eux. Mon ami a ressenti un trouble qui l'a traversé. Le corps emmagasine certains sons, comme il absorbe aussi les couleurs. Le mental n'intervient, ni dans le choix de l'harmonique, ni dans celui de la couleur, c'est la trame vibratoire corporelle qui happe ce dont elle se nourrit. Les tibétains coulent ces bols chantants avec un alliage raisonné de plusieurs métaux, les harmoniques produits par le tintement du bol sont donc anticipés. C'est en soi une musicothérapie. Mais les modalités d'échange vibratoire avec l'extérieur sont à découvrir, la musicothérapie comme la chromothérapie n'en sont qu'à leurs balbutiements. Certaines couleurs monochromatiques envoyées pendant un temps très bref, au travers de cristaux de roche, peuvent provoquer une désorganisation des champs corporels au point de produire des effets vérifiables : perte d'équilibre, troubles vagaux, etc. Ce qui désorganise peut servir à organiser, mais nous n'en sommes pas encore là.

Ces domaines s'ouvrent à celui qui éveille ses sens ; certains êtres sont parfaitement conscients de ce qu'ils appellent, le monde des causes, qui reste pour les autres un domaine totalement inconnu ou étranger. C'est l'abord de cette réalité qui était enseigné dans les écoles de mystères, et qui amenait à l'initiation. La science classique, et surtout technologique, a évité ce domaine qui est encore réservé à une investigation secrète ou au moins discrète.

J'ai longtemps interprété les mécanismes de transfert thérapeutique ou pathologique comme dépendants de processus de résonance, mais c'est certainement une simplification très réductrice. Des synchronismes sont connus, par exemple entre des jumeaux, sans qu'on ait pu établir une interprétation. La physique a proposé les théories de photons jumeaux, des chercheurs comme F.A. Popp (*Biologie de la lumière*) ont travaillé sur la mémoire photonique des cellules en culture, et sur l'émission et l'absorption de lumière par les macromolécules. Un langage cohérent interagirait à tous les étages de l'existence, sur une base de communication par multicanaux.

CHAPITRE VI

THÉORIE GÉNÉRALE DES SYSTÈMES

ET DÉCODAGE BIOLOGIQUE

L'exercice de la médecine vétérinaire m'a amené à dissocier :

- des maladies spécifiques aux espèces, comme les épidémies, les intoxications, les troubles alimentaires, les dégradations corporelles par l'effet de l'âge ou de comportements sociaux ;

- des maladies issues de transfert, à expliquer comme une sorte de contamination d'ambiance et de proximité à l'homme. Dans ce dernier cas, le canal de contagion s'établit par l'état de dévotion que les animaux de compagnie nous manifestent, et selon une sensibilité propre à chaque animal. À l'analyse des transferts, il apparaît que le symptôme "copié-collé" n'est pas la seule expression, d'autant que le temps n'est pas vécu de façon similaire pour l'animal et pour l'homme : le métabolisme de l'animal étant accéléré par rapport à celui de l'homme, l'expression pathologique s'en trouve, elle aussi, plus rapide.

En quelque sorte, l'animal éponge le processus issu de son maître en le protégeant temporairement. D'une certaine manière, le chien ou le chat concourt, selon deux modalités, à une prévention de la maladie chez l'homme : en épongeant et en éliminant le trouble énergétique, et en éveillant l'attention d'un professionnel (averti) sur la dyade maître/animal. Le symptôme "copié/collé" est intéressant pour prouver la véracité du transfert, mais le phénomène ne s'arrête, bien évidemment, pas là. La théorie générale des systèmes, dont les bases mathématiques démontrent les règles dans les systèmes communicants, s'applique au couple maître/animal. La pathologie du groupe exprimée dans le chien, ou l'animal en général, rend alors compte d'un sens qui appartient au maître, et à son histoire. Le sens de la maladie, connu par les travaux sur la symbolique des organes ou au travers des théories de l'acupuncture, qui associent une psyché à chaque organe, ou encore, les découvertes du Dr Hamer dans le décodage biologique des maladies, dont le cancer (travaux repris par le Dr Athias, le Dr Sabbah, ou A. Rossette), se confirment par l'historique, la narrativité des faits qui lient un groupe. Une maladie, un trouble est à la fois individuel et relationnel. Puisque rien n'est réellement isolé, tout participe d'une unité, même si elle semble corporellement dissociée.

La théorie générale des systèmes fut élaborée à partir de 1925 par Ludwig von Bertalanffy, elle est mathématique. Cette conception a permis l'aboutissement des théories des réseaux, des concepts de contrôle cybernétique, des principes mathématiques de communications multicanaux instantanées.

"Le nouveau paradigme systématique initié par la théorie générale des systèmes est à l'origine de la nouvelle conception de l'univers, selon laquelle matière et esprit sont perçus comme des éléments indissociables d'un vaste processus d'évolution, non linéaire. La théorie générale des systèmes est aujourd'hui devenue une source d'inspiration fondamentale, pour toute approche non réductionniste et non mécaniste de l'ensemble des phénomènes du vivant." (Page de garde de *La théorie générale des systèmes* de Dunod)

CAS CLINIQUE N°24

Madame R. est désespérée ! Sa chatte, Moli, a été opérée d'une tumeur musculaire derrière l'épaule, et le vétérinaire lui a clairement annoncé qu'une récidive était à prévoir. Effectivement, des grosseurs sont réapparues.

La cancérologie, c'est la dernière des six phases de la maladie, en acupuncture. C'est une bascule dans un nouveau dynamisme, on considère dans cette discipline qu'un choc émotionnel en est l'élément déterminant. Les « six phases de la maladie » sont d'abord yang et éliminatrices pour les trois premières : élimination par l'eau (urine et sueur fortes), puis élimination par le feu (inflammation), et enfin déposition (stockage de l'énergie dans un kyste, un polype…) ; puis les suivantes sont yin, donc plus profondes, et aussi plus graves : imprégnation tissulaire (cellulites étendues…), dégénérescence (arthrose, artériosclérose, cirrhose…), puis le stade final qui est une sorte d'échappatoire programmée : la néoformation. Les tibétains parlent d'un processus émotionnel d'inhibition, entraînant localement sur le champ organique une charge magnétique, et sa production secondaire de matière. Le Dr Hamer a montré une corrélation entre un conflit vécu isolément, une imprégnation au cerveau, détectable au scanner, et le siège périphérique de la tumeur. Ce qui apparaît, alors, au niveau d'un tissu cellulaire, est une reprise d'un mécanisme embryonnaire. La prolifération embryonnaire n'est pas, au départ de la vie, sous la dépendance du cortex, ni du cerveau moyen, puisqu'ils ne sont pas encore à maturité. Par contre, la stabilisation des multiplications est, entre autres, sous la dépendance d'un système central. Donc, une perturbation du contrôle central d'origine conflictuelle, ou dégénérative, peut entraîner l'apparition de tumeurs (tumeurs associées aux conflits généraux). De même, des facteurs périphériques déstabilisants peuvent agir directement au niveau cellulaire (par exemple : tumeur sur un site d'injection vaccinale, appelé effet dose). En dehors des cas de tumeurs, provoquées par des agents corrosifs ou toxiques, ou par des facteurs physiques d'agression cellulaire, la maladie peut être attribuée à une histoire, elle a une signification. L'observation de très nombreux exemples a permis d'établir une classification qui oriente sur le vécu, sur l'histoire du patient atteint du cancer. C'est comme si l'organisme, répondant aux souffrances mentales et émotionnelles de la personne, cherchait en multipliant ses cellules à restaurer symboliquement la fonction défaillante. Le cancer est la réponse biologique qui ne dispose en soi que de quatre possibilités, au niveau fonctionnel, un arrêt ou un renforcement d'une activité, et au niveau cellulaire, une multiplication ou une destruction (ulcération). La réponse biologique est la solution finale à un problème qui n'a pu être résolu aux étages supérieurs que sont : l'intellect par le dialogue et la résolution du conflit, ou l'émotionnel par des crises et ses décharges. L'apparition de l'expression corporelle, pourtant signifiante symboliquement, demeurant incomprise, éloigne un peu plus de la compréhension de l'origine conflictuelle du problème, en focalisant l'attention du malade et du médecin sur cette monstruosité cellulaire qui n'est plus contrôlée. La personne ne résout pas l'activité conflictuelle, et le défaut d'interprétation et de prise de conscience entretient une confusion qui fait naître d'autres conflits, comme la dévalorisation de soi, la peur de la mort ; eux-mêmes, générateurs de maux corporels, qui aboutissent trop souvent à une condamnation médicale. C'est comme, si la personne était petit à petit dissociée de son histoire, de sa trame, de son sens intrinsèque, pour ne plus être qu'un amas cellulaire secoué au gré d'expériences étrangères.

Reprenons le cas de la chatte, Moli, amenée par madame R. Je lui prodigue un traitement de stimulation immunitaire et programme une intervention chirurgicale. Madame R. est une jeune femme d'une trentaine d'année. Moli, qui a 10 ans, est un animal très câlin qui manifeste un grand attachement à sa maîtresse. Pendant l'opération, je suis surpris de constater qu'à l'ouverture des tissus, un seul muscle est envahi par les tumeurs, uniquement le grand dentelé gauche. C'est le muscle qui se contracte pour saisir ou embrasser, c'est-à-dire enlacer un être dans ses bras. Les théories du décodage biologique orienteraient vers une défaillance ou une peur de ne pouvoir saisir, prendre à bras le corps, du côté gauche, soit dans une expression maternelle.

Je rends la chatte, mais sans m'aventurer sur l'interprétation possible pour ne pas influencer madame R. Étrangement quand je lui parle du “dentelé”, elle entend « dent de lait », et me répond :

— *Comment savez-vous que j'ai encore une dent de lait ? Avoir 32 ans, et encore une dent de lait, ce n'est tout de même pas fréquent.*

Je lui parle alors, de la symbolique de la perte d'une dent associée au décès de parent ou à la naissance d'enfant dans la famille (travaux de Steiner, *Dictionnaire des symboles*). Et je lui pose la question :

— *Avez-vous un vécu particulier, à ce propos ?*

Elle me raconte alors son histoire, celle d'une petite fille de six ans que les parents préparent à la venue d'un petit frère. Tout est prêt pour l'accueillir, la chambre, les jouets, et elle qui s'impatiente. Même le prénom est déjà choisi. Les jours passent, pour se rapprocher du moment où maman quitte la maison, pour rentrer en clinique. Et puis, elle revient... Et on ne parle plus du petit frère.

— *Vous êtes en âge d'avoir des enfants, comment envisagez-vous cela ?*

— *Mon conjoint en a un grand désir, pour moi c'est plus compliqué.*

Attendre un enfant, pour finalement ne pas pouvoir l'embrasser, le prendre dans les bras, c'est le risque qu'elle ne pouvait pas prendre. C'est une névrose d'angoisse qui se solde par une réponse corporelle, celle d'un renforcement musculaire du dentelé. Sauf, que dans le système défini par le couple interagissant, c'est le chat qui déclare, en premier, les symptômes.

La théorie générale des systèmes aboutit à un certain nombre de constatations qui permettent d'expliquer les processus de transfert et les globalisations systémiques. Je vous fais grâce des formules mathématiques qui ont permis entre autres les retombées technologiques de l'informatique et d'internet (théorie des réseaux), et vous livre les conclusions de ce chercheur :

"Selon le second principe de la thermodynamique, la tendance générale des événements dans la nature physique est d'aller vers des états de désordres maximaux et de nivellement des différences, pour aboutir à la vision finale, la mort calorique de l'univers. Au contraire, le monde vivant montre au cours de son développement embryonnaire et de son évolution, un passage vers un ordre plus élevé, une plus grande hétérogénéité et plus d'organisation. C'est le contraste entre la loi de dissipation en physique et celle de l'évolution en biologie."[44]

Outre les conclusions qui en découlent, comme l'évidence que nous ne sommes pas des mécanismes, il apparaît que le vieillissement est plus le résultat d'une programmation que d'une usure. D'ailleurs, la biologie nous le confirme, puisque nous mourrons en ayant encore en nous un stock de cellules embryonnaires. Les chiens, par exemple, semblent s'user plus vite que nous, à la manière de ces enfants malades génétiquement qui sont atteints de vieillissement précoce. Un chien de quinze ans semble usé, alors qu'un enfant de quinze ans a une peau élastique et des articulations souples.

"Dans un système fermé, l'état final est déterminé de façon univoque par les conditions initiales ; c'est différent pour les systèmes ouverts. La moitié d'un embryon d'oursin fécondé donne, en effet, un individu entier. C'est le principe d'équifinalité. L'équifinalité contredit les lois physiques et ne peut être accomplie que par un facteur vitaliste "animiste" qui gouverne le processus en vue du but à atteindre et la formation d'un organisme normal[45]*".*

---

[44]Ludwig von Bertalanffy.
[45] Ludwig von Bertalanffy.

Cette constatation mathématique est l'hypothèse fondamentale de la radionique, c'est pourquoi les appareils de radionique sont tous des circuits ouverts. C'est aussi, le principe de tous les soins, dans lesquels participe une dimension supra-mentale, le soin s'opère au travers de l'écoute, mais non pas par une simple volonté intellectuelle, il y a participation de la dimension énergétique qui imprègne toute vie.

"*Alors qu'une somme peut se concevoir comme s'étant formée petit à petit, un système considéré comme un tout, parties et relations, doit être envisagé comme se formant instantanément*[46]".

Nous en avons la constatation dans l'examen ostéopathique, en acupuncture ou tout simplement dans l'écoute dictée par la sympathie et la compassion, en thérapie. Le transfert de la sensation douloureuse s'établit spontanément comme un état de résonance. Ce n'est pas l'acte volontaire qui provoque le transfert, passif ou thérapeutique, mais l'acceptation de la proximité et la volonté de recevoir l'autre tel qu'il est.

" *En règle générale, l'organisation à l'état physique, atomes, molécules ou cristaux résulte de l'union d'éléments préexistants. Au contraire, l'organisation des êtres biologiques se construit par l'évolution d'un tout originel qui se sépare ensuite en parties. Le progrès n'est possible que si on passe d'une totalité indifférenciée à une différenciation des parties*[47]".

Les mathématiques s'abordent différemment, selon l'idée qu'on se fait du rapport unité/globalité. Les unités qui s'associent en un système additif pour donner les autres chiffres, et l'unité globale qui se tranche en parts, à la manière d'un fromage, pour faire apparaître les autres chiffres. Selon la culture (en Occident, c'est plutôt l'additif, en Asie, le bouddhisme a développé la conception

[46] Idem.
[47] Idem.

inverse), une voie est choisie qui implique un développement très différent dans la gestion des phénomènes. Cette divergence d'analyse amène des oppositions au sein de nos Instituts de recherche, certains chercheurs considèrent les causes comme hasardeuses, et d'autres perçoivent le monde comme un arrangement global organisé. La restriction du global, dont l'acte de concentration de la conscience, en est l'outil d'étude, et une étape obligatoire à l'apprentissage. Progressivement, les expériences s'associent pour révéler l'organisation globale. En soin, on retrouve ce même protocole, la prise du pouls en acupuncture, l'écoute spécifique en psy., la sensation fine en ostéopathie, sont autant de modes de concentration qui débouchent finalement sur un soin plus global, qui intègre le thérapeute et le patient.

De ce processus, et en accord avec l'observation de Ludwig von Bertalanffy, on peut déduire qu'il ne sert à rien de fuir, dans des paradis artificiels, les difficultés de l'existence, un tel comportement est contre évolutif, parce que l'évolution tend vers une profusion de formes différentes spécialisées dont le global est la source commune.

On peut en déduire une hiérarchisation, une double anatomie, comprenant une verticalité qui est le domaine des causes, et une horizontalité qui est du domaine de l'expression. Les deux coexistant dans le même être, tout au long de son existence. Nous sommes des circuits ouverts, à multifréquences cohérentes, organisées.

"L'état primitif d'un système est celui où le comportement du système résulte des interactions entre parties équipotentielles, progressivement, apparaît la subordination à des parties dominantes. Pour parler strictement, l'individu biologique n'existe pas ; il existe seulement une individualisation progressive, au cours du développement et de l'évolution ; elle résulte d'une centralisation

progressive ; certaines parties acquièrent un rôle dominant, et déterminent, ainsi, le comportement de l'ensemble. "[48]

Les tibétains parlent d'une lutte intérieure, entre les couches de l'être : la couche des besoins ou éthérique, le niveau des désirs ou émotionnel, et enfin celui du mental. Ils considèrent un processus évolutif, centralisateur de coordination, de ces trois couches en une personnalité qui sera, selon la préséance d'une couche sur l'autre, plutôt émotive ou plutôt mentale. La personne centrée, à la chimie équilibrée, parvient ensuite au stade de la lutte entre le plan personnel et le plan transpersonnel ou âme, pour finalement aboutir à une personnalité subordonnée à l'âme. Ce stade n'est encore qu'un intermédiaire, puisque d'après la tradition, l'âme n'est qu'une interface entre la matière et l'esprit. Ces mots restent vides de signification, pour ceux qui n'ont pas expérimenté l'expansion de conscience, aussi nous aborderons le sujet au dernier chapitre, consacré à la conscience.

Un groupe d'individus interagissant entre eux est un système complexe qui met à mal le concept : une cause implique un effet. L'ostéopathe, à l'écoute de son patient, est en totale communion avec lui, dans une aventure commune. L'énergéticien se met en phase, le psychologue qui applique les derniers développements, dans le cadre des troubles familiaux, rentre dans la famille du schizophrène et en observe les troubles de communication. C'est comme si l'intelligence au service d'autrui n'était pas intellectuelle mais existentielle. C'est la présence éclairée qui soigne.

La théorie générale des systèmes a été appliquée au domaine de la personnalité, et fait ressortir quelques constatations appropriées aux animaux et à leurs maîtres :

Il y a plus de troubles par privation sensorielle que par excès de stress ;

[48] Ludwig von Bertalanffy.

Au modèle psychanalytique fondamental, de la satisfaction des besoins, et de la réduction des tensions, il faut rajouter les théories biologiques sur la spontanéité de l'activité de l'organisme, due à son énergie interne.

Ces conclusions recoupent les théories du décodage biologique, selon lesquelles, l'organisme use de son organisation interne pour régler une activité conflictuelle. Il est en "eutonie" lorsque le système de santé est en équilibre, puis il passe en sympathicotonie, en période de stress majeur avec perte de sommeil, tension, etc. Quand le stress majeur cesse, il passe en parasympathicotonie, remarquable par l'état de fatigue concomitant à une restauration des fonctions.

Ce que la théorie des systèmes, appliquée au domaine de la personnalité, appelle spontanéité de l'activité de l'organisme due à son énergie interne, est aussi cette formidable tentative de résolution de conflit par un mécanisme de multiplication cellulaire qui semble être la dernière solution corporelle à la résolution d'un conflit qui touche la personnalité. L'exemple cité par l'équipe du Dr Hamer, père de la « médecine nouvelle », est celui du loup qui a avalé d'un seul coup un gros morceau, une patte de lièvre, avec précipitation par peur de se la faire chaparder par ses frères de meute. Il a soudainement, la sensation d'avoir un morceau énorme à digérer. La réponse sensée, du cerveau, est d'influencer vers une multiplication cellulaire des cellules produisant l'acide gastrique. Cette situation, créée par un fait physique, peut se produire avec la même ardeur à la suite d'une situation imaginaire ou virtuelle. Nous savons que l'état hypnotique modifie notre réponse corporelle, en fonction des injonctions du manipulateur, nous pouvons donc induire le même résultat par autosuggestion. Ainsi, l'homme peut imaginer qu'il a à fournir de gros efforts pour digérer une situation à laquelle il est confronté, une grosse "crasse" récente qui lui reste au travers de l'estomac. La réponse biologique est alors enclenchée. Les troubles digestifs, ainsi que les douleurs stomacales de notre quidam ne seront pas virtuelles, mais avant qu'il ne réalise les raisons de son malaise, il aura accusé le mauvais sort. Nous avons assisté, ces dernières années, à la naissance d'une nouvelle médecine qui ramène à l'être dans son entier, et pas simplement à son corps, la responsabilité de son état de santé et de maladie. Des guides ont été publiés sur le sens des malaises et des maladies[49] qui imputent les symptômes à des situations psychiques et comportementales ; ce qui n'est pas une condamnation des traitements corporels classiques, dont la chirurgie, la chimiothérapie et les rayons, en attente de mieux, font partie. Ce mouvement est assez récent en médecine occidentale, et témoigne certainement du progrès réalisé en psychologie. Il était tout de même déjà présent en médecine chinoise, dans laquelle une symbolique de chaque fonction est décrite, par exemple : l'intestin grêle, symboliquement, "retire le pur de l'impur" ; l'estomac "absorbe tous les cieux" ; le cœur "celui qui apporte le nouveau" ; le foie "conditions de mise en mouvement" ; etc. Le décodage ostéopathique a abouti au sens des lésions corporelles, affirmant ainsi que le site atteint est signifiant d'une attitude ou d'une croyance, nous l'avons abordé au chapitre précédent.

Un terme générique a regroupé tous ces petits ennuis du cours de la vie : le stress. Face au stress, nous déployons des ressources d'anticipation et d'adaptation, mais quand celui-ci est trop violent ou se renouvelle trop souvent, il y a comme une alerte au niveau central. C'est au Dr Hamer qu'on doit d'avoir compris la triangulation : tumeur tissulaire, modifications de l'aspect, au scanner, de zones du cerveau et activité conflictuelle psychique vécue isolément. Comme tous nos stress ne produisent pas immédiatement des cancers, et que, constatation évidente, les personnes âgées y sont plus sujettes ; l'image d'une jarre qui se remplirait au cours de la vie, à chaque situation conflictuelle, a été proposée[50]. Il y a alors, de nombreux conflits programmants (c'est-à-dire remplissant la jarre), et un conflit déclenchant qui induit l'apparition de la maladie, voire du cancer. C'est assez similaire à la

---

[49] *Le Grand dictionnaire des malaises et maladies*, par Jacques Martel, éd.Quintessence.

[50] *Origine et prévention des maladies*, par Le Dr Salomon Sellam, éd. Quintessence

théorie de l'acupuncture, avec ses « six phases de la maladie » qui sont, soit progressivement traversées et exprimées l'une après l'autre, soit brusquement dépassées sur la dernière, si le choc émotionnel est très violent.

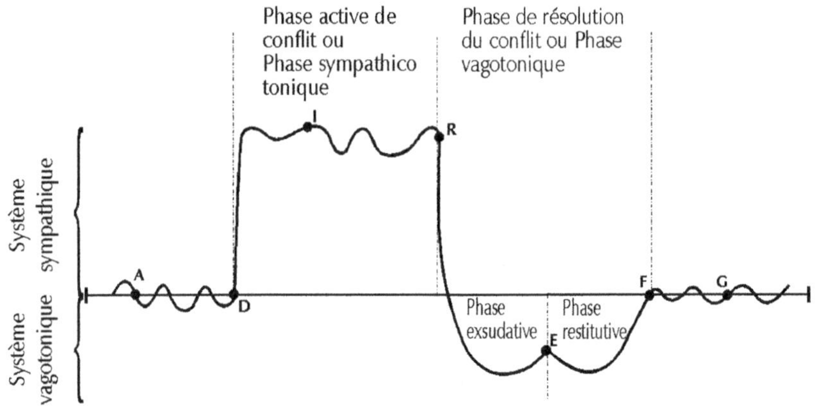

—Schéma de base de la médecine nouvelle. *Origines et prévention des maladies*, Salomon Sellam (éd. Quintessence) —

Le D.H.S. est le Dirk Hamer Syndrome du nom du fils du Dr Hamer, dont l'agonie sera suivie du cancer de son père qui en déduira, de fait, le lien entre le vécu douloureux conflictuel et le cancer. Le lien entre le conflit (plus justement le ressenti personnel face au problème) et l'expression cancéreuse devenait évident, il fallait en trouver une signature dans le système de commande, ce que permirent les scanners du cerveau qui établirent une corrélation entre les ressentis et des zones cérébrales spécifiques. Une cartographie des zones incriminées pour chaque type de cancer, fut ainsi établie. Le désordre apparent des types cellulaires cancéreux s'éclairait selon un ordre nouveau, celui de la région du cerveau incriminée. Notre cerveau s'est complexifié au cours de l'évolution par couches ajoutées à l'ancienne organisation, c'est comme si chaque couche gardait la mémoire des processus de survie du stade évolutif correspondant. Une découverte supplémentaire fut la compréhension du processus de transformation des cellules en cas de cancérisation, selon leur origine embryologique. Les cellules d'origine endoblastique, celles d'origine ectoblastique et celles d'origine mésoblastique[51] ne sont pas sous le contrôle des mêmes régions du cerveau, et ne réagissent pas de la même manière au trouble conflictuel. Nous avions parlé de ces feuillets en anthroposophie, et de leurs rapports avec les corps éthérique, astral et le moi. On retrouve ce classement attribué aux grandes métamorphoses du règne animal : les formes archaïques dans le milieu aquatique de type hydre d'eau (eau), les premières formes dans le milieu aérien (air), les premières formes qui s'organisent comme les mammifères (chaleur), les formes évoluées en un moi social.

Les types de conflits correspondants sont :

- Des conflits archaïques "le morceau à chercher et à digérer" correspondant au cerveau ancien (tronc cérébral) pour l'endoblaste.
- Des conflits "d'atteinte à l'intégrité physique" correspondant au cervelet et au mésoderme ancien.
- Des conflits "de peur" et de "dévalorisation" correspondant à la substance blanche du cerveau et au mésoderme nouveau.
- Des conflits "territoriaux, d'identité, de rapports" correspondant au cortex cérébral et à l'ectoblaste.

[51] En simplifiant, l'endoblaste est le feuillet cellulaire qui migre précocement dans l'embryon pour être à l'origine du tube digestif, le mésoblaste est le feuillet moyen qui produira les autres organes internes, l'ectoblaste se destine principalement au tissu nerveux et à la peau.

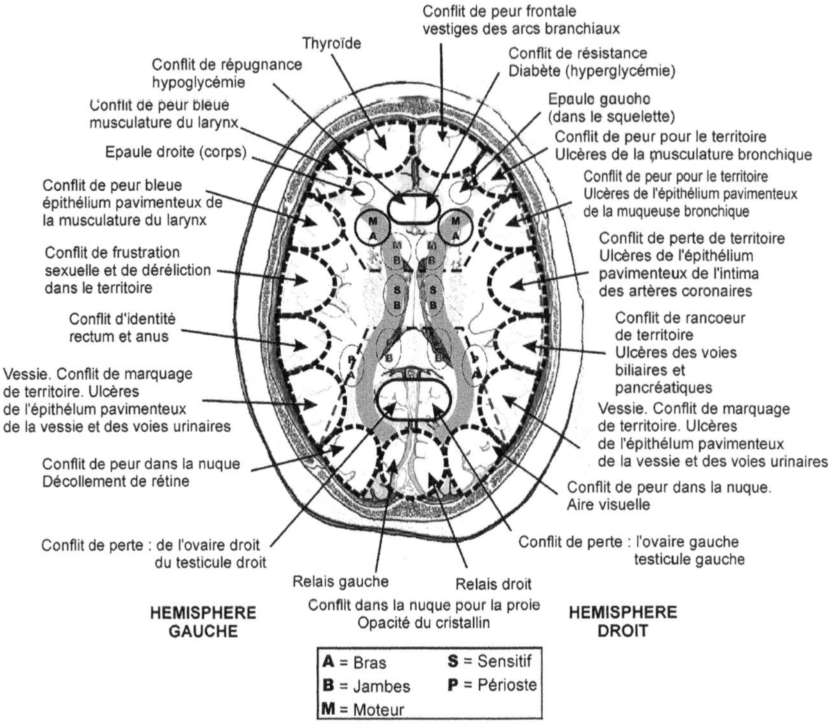

— Cartographie des relais cérébraux (ectoblaste). *Encyclopédie biologique des malaises et maladies*, Alain Rossette, éd. Quintessence —

CAS CLINIQUE N°25

Une charmante canadienne, installée dans la région, me conduisit son croisé griffon, Brus, en consultation. Il commençait à prendre de l'âge, mais était encore bien véloce. Pourtant, sa maîtresse était inquiète parce qu'il boitait de l'antérieur droit. Effectivement, il souffrait de l'avant-bras qui était d'ailleurs, un peu plus gros que le gauche. Sa palpation laissait supposer la présence d'une masse élastique en profondeur, sous les muscles. C'est souvent, le cas des lipomes pour les gros chiens, mais Brus n'était pas gros. À la palpation du reste du corps, l'examen révéla d'autres grosseurs de petites tailles, à l'aspect commun malsain. Une chirurgie exploratrice permit l'établissement du diagnostic, il s'agissait d'une atteinte des veines avec déformation des parois et ruptures hémorragiques localisées. Un traitement fut établi qui visait à diminuer le risque hémorragique, et à refermer, au cours des mois qui suivirent, chaque ulcère variqueux. C'était un cas atypique ; l'histoire qui devait l'expliquer devait l'être aussi certainement.

Le sang représente la lignée familiale, "être du même sang", on parle, de pathologie de clan pour des atteintes de lignées cellulaires sanguines ; et les veines sont les voies de retour au cœur. C'était donc, avec cette hypothèse de trouble familial initial que j'abordai mes recherches.

Sa maîtresse m'a annoncé, très rapidement, qu'elle était issue d'une famille à problèmes, que ses deux parents s'étaient suicidés, qu'elle considérait ce passé comme un handicap, et qu'elle désirait couper avec lui. (Ma clientèle est, souvent, déjà initiée à tous ces aspects possibles de transfert, et participe donc, sans réticence, à la recherche des causes.)

Dans *l'Encyclopédie biologique des malaises et maladies* réalisée par Alain Rosette, rubrique "veine" (excepté veines coronaires) on trouve :

— *Origine embryologique : mésoderme nouveau. Le* ***relais cérébral*** *se trouve dans la moelle du cerveau au même endroit où la partie correspondante du squelette osseux a son relais. Invariant biologique : légère dévalorisation de soi liée à un "handicap" localisé comme pour les os, notamment conflit de "traîner un boulet", veine des jambes. Dans le cas d'un ulcère variqueux conflit de dévalorisation de soi, plus un autre surajouté. .*

- *Évolution en phase active conflictuelle : varication des veines, nécrose de l'intima et de la musculature des vaisseaux, anévrisme, ectasie des veines.*

- *Évolution dans la phase de réparation : les veines ulcérées se dilatent et deviennent variqueuses.*

> *L'enflure environnante est souvent prise à tort pour une thrombophlébite ; en réalité, elle est la guérison de la paroi veineuse endommagée. Il en résulte une dilatation permanente de la veine. Après récidive, les parois finissent par devenir variqueuses.*

Brus a eu un sursis d'une année environ, de temps en temps, je posais une agrafe sur une ulcération veineuse avec un traitement de fond anti-hémorragique et veinotonique. On ne se défait pas si facilement de son passé, même quand on en connaît les répercussions.

Nous avions, en anthroposophie, distingué dans le végétal des tendances dites “animales”, avec la capacité de production de poisons, de même pour l'animal, la domestication est une tentative du moi, ce qui explique que le moi du maître se transpose en remplacement, dans l'organisation de son animal. Nous aurons donc, pour l'animal de compagnie, les mêmes expressions pathologiques que celles de l'homme, avec la nuance cependant que l'animal domestiqué, vivant en proximité affective avec son maître, développera beaucoup plus facilement des troubles qu'un animal sauvage, ce qui est d'ailleurs manifeste pour la cancérologie.

La phase active du conflit n'aura pas le même développement, selon l'origine embryologique des cellules ; une multiplication des cellules pour les origines endoblastiques et le mésoderme ancien ; une réduction des cellules ou nécroses pour les origines ectoblastiques et mésoderme nouveau. En phase de résolution, le mécanisme s'inverse. Cette inversion peut nécessiter l'intervention d'agents de détersion et de restauration ; la médecine nouvelle considère que les microbes, les champignons et les virus sont autant nos ennemis, que nos amis. C'est un point de vue très cohérent, sachant que nous vivons, en permanence, dans une soupe fondamentale microbienne, que nous sommes issus de cette soupe, et que nous ne pouvons pas fonctionner sans. Les travaux en bioélectronique de C.L. Vincent avaient abouti à la conclusion que certains terrains étaient soit cancéreux, soit infectieux. C'est ce qu'on observe, en clinique, quand on pose un diagnostic différentiel entre une atteinte infectieuse et un cancer. Tant que le milieu interne est préservé dans son intégrité (c'est-à-dire que les tumeurs ne s'ouvrent pas directement sur l'extérieur), le corps semble s'orienter vers l'une ou l'autre possibilité, ensuite la limite corporelle étant rompue, les deux peuvent se mêler.

Phase de la maladie / **Origine Embryologique des tissus**	***Phase active***	***Phase de résolution***
ENDODERME Tronc cérébral	Multiplication cellulaire. Tumeur, adénome, polypes	Réduction cellulaire. Arrêt de la croissance tumorale. Déblayage par les champignons et les mycobactéries (B.K.). Fonction d'éboueur, sinon enkystement.
MESODERME ANCIEN Cervelet	Multiplication cellulaire, tumeur, adénome	Réduction cellulaire. Arrêt de la croissance tumoral. Déblayage par les mycobactéries (B.K) et les bactéries. Fonction d'éboueur, sinon enkystement.
MESODERME NOUVEAU Moelle des hémisphères	Réduction cellulaire, ulcère-micro-ulcère, géodes, caverne	Multiplication cellulaire aidée par les bactéries (fonction restauratrice).
ECTODERME Cortex cérébral	Réduction cellulaire.. Ulcère, micro-ulcère	Multiplication cellulaire aidée par les virus (fonction de restauration).
ECTODERME Equivalents cancéreux Cortex cérébral	Blocage d'une fonction	Déblocage de cette fonction.
	Déblocage d'une fonction.	Blocage de cette fonction

— *Origines et prévention des maladies*, Salomon Sellam (éd. Quintessence) —

CAS CLINIQUE N°26

Monsieur et madame S. m'amènent leur chat, Nestor. Ils ont déménagé, pour se rapprocher des parents de madame S. Depuis 3 mois qu'ils sont dans la région, ils ont bien vu que Nestor, âgé de 10 ans, n'était pas toujours vaillant, mais cette fois, ils sont très inquiets. En effet, Nestor a le ventre très dur et tout bosselé. À l'inspection, il ne fait aucun doute que Nestor est très sérieusement atteint d'un cancer de la paroi abdominale. Une intervention chirurgicale est programmée, mais je suis très sceptique compte tenu de l'envahissement des tissus musculaires. Nestor n'étant pas particulièrement âgé, je tente d'en savoir un peu plus sur les circonstances pouvant expliquer de tels symptômes. Nestor est nourri par madame, et en tant que mâle il serait plus naturellement proche d'elle, aussi je la questionne longuement, mais sans déboucher sur une interprétation. Le déménagement, les problèmes possibles liés à la nouvelle proximité de la belle-famille, autant de stress mineurs qui semblent résolus.

Je tente une intervention, il me faut me résigner rapidement, l'envahissement tissulaire est trop étendu. Une communication téléphonique explicative aboutit à la décision mutuelle d'abréger les souffrances de l'animal. Le lendemain, monsieur S. revient seul pour me régler, et nous échangeons quelques propos.

— *Vous savez, c'est à moi que ce chat était particulièrement attaché. Toutes les nuits, pendant une heure au moins, alors que ma femme dormait, il venait sur moi ronronner, se frotter sur mon front...*

— *À l'observation des lésions, on peut estimer que le cancer a débuté, il y a entre 6 et 8 mois. Que s'est-il passé d'important pour vous dans cet ordre de délai ?*

— *Il y a 8 mois, mon fils a été incarcéré, en fait, c'est lui qui s'est rendu à la justice. Il faisait partie d'une équipe à laquelle on demandait beaucoup de rendement. Alors, pour répondre à la pression, petit à petit, les membres ont consommé des excitants illicites, vous comprenez ! Finalement, ils ont été pris, sauf lui. Par acquit de conscience, mon fils s'est rendu à la justice. Le juge a été clément, il ne passe que les nuits à la prison.*

— *Vous semblez peu affecté, apparemment, pour votre fils, puisque vous me décrivez des conditions favorables de détention, est-ce que ça a réveillé en vous des souvenirs ?*

— *C'est-à-dire, que moi aussi j'ai fait de la prison, en tant qu'objecteur de conscience. Je ne voulais pas partir en service militaire à la guerre, j'ai écopé de 36 mois d'isolement à la prison. Je m'obligeais à dire bonjour, et à saluer mon gardien tous les matins, et à lui dire bonsoir chaque soir. Je n'ai vu que lui pendant des mois.*

— *Je suppose qu'il vous fallait tenir, encaisser cette injustice ?*

— *Vous comprenez, nous sommes arméniens, allez me battre en Indochine, c'était inconcevable pour moi.*

En psychologie, on parle d'événement élastique déclenchant d'un traumatisme plus ancien. En fait, dans ce cas particulier, le système est étendu, les valeurs culturelles arméniennes, l'histoire de l'exode ont certainement contribué à resserrer les liens familiaux, et donc les interactions. Le développement musculaire de la paroi abdominale était une réponse biologique à la nécessité de résister intérieurement, et de maintenir son intégrité physique et morale. C'est d'ailleurs le même choix d'intégrité morale qu'a fait le fils, en se rendant de lui-même à la justice. Remarquons que le choix du père était une sauvegarde possible de sa famille, en évitant peut-être de mourir sur le champ de bataille. De la prison, a priori on sort vivant, mais pas forcément d'une guerre. La théorie de la médecine nouvelle considère qu'en cas d'activité conflictuelle "intense", vécue dans l'isolement, le cerveau va sortir le programme biologique qui vise en premier la survie de l'espèce, et en second la survie de l'individu. Une autre observation, qui provient d'un psychologue clinicien de Paris, malheureusement décédé, M. Marc Fréchet, est que le conflit psychique des parents devient biologique chez l'enfant. En considérant l'animal de compagnie, comme l'enfant permanent des maîtres, nous confirmons cette théorie en médecine vétérinaire.

CAS CLINIQUE N°27

Je reçus en consultation, mon amie Lucienne qu'un drame venait de frapper. Son fils qui promenait le chien avec un copain, s'était noyé dans le Rhône. Elle me fit le récit des circonstances : le chien serait tombé dans le fleuve ; son fils, voulant l'en sortir y serait tombé à son tour. J'avais régulièrement suivi ce chien qui était admirable de gentillesse et de douceur. Il était là, avec elle, et je redoutais une possible demande d'euthanasie. L'émotion me paralysait quand, finalement, elle me demanda d'examiner le chien qui boitait fortement du postérieur droit.

J'examinai le chien qui présentait une boiterie haute du postérieur droit. La hanche était très douloureuse, et je fis une radio de l'articulation. On pouvait y observer une ostéolyse sévère de la tête du fémur. L'ostéolyse est la trace d'une dévalorisation profonde de soi et la localisation au col du fémur est une signature de résistance (fait mur) à la situation. Compte tenu des événements, je ne savais pas si le chien vivait un état émotionnel de dévalorisation, mais, il était sûr que les relations aux maîtres devaient être chargées de peine. Certains animaux vont jusqu'à dépérir après le décès de leur maître, ici l'événement tragique était advenu en présence du chien, qui, en plus, en était responsable. L'ostéolyse s'était manifestée 15 jours environ après le drame. Je pratiquai un soin d'acupuncture, le point de la hanche est le 30 VB, la vésicule biliaire est dite en acupuncture le logis de la décision. De quelle décision s'agissait-il ? De sauver son maître ou de se séparer du chien ? J'étais un peu réservé sur le pronostic.

Si l'environnement (émotionnel) du chien ne s'améliorait pas, les soins seraient certainement impuissants à une amélioration durable. En effet, le contrôle 10 jours plus tard, ne montra guère d'amélioration. Je n'osai pas proposer une séparation. Sa maîtresse, anticipant ma demande, me rappela que c'était le chien de son fils dont la volonté aurait certainement été de ne pas le condamner pour cet accident. Ayant moi-même connu l'enfant, qui, bien qu'étant jeune, avait en lui beaucoup de profondeur et de sagesse, j'acquiesçai de cette décision.

Quelques jours plus tard, j'appris par téléphone que le drame avait eu un rebondissement, et que la vérité découverte était très différente de la première version. C'est en se chamaillant avec son copain que celui-ci, par jeu, avait poussé le jeune maître qui était tombé tragiquement dans le canal.

Le chien, totalement innocenté, redevint l'objet de soin, l'objet d'attachement, représentatif du maître disparu. Très rapidement, il ne boita plus, et une radio de contrôle 3 semaines plus tard ne montra plus aucune trace de l'ostéolyse.

Ce qui est troublant, c'est l'interaction complexe entre nos animaux et nous, et leur participation à notre histoire, qui devient aussi la leur. Les tibétains parlent d'un lien de dévotion qu'ils ont envers nous, qui agit à la manière d'une ouverture du cœur, d'un état de compassion qui participe à l'échange des données comme au mélange des champs d'existence.

Partageant en consultation, cette idée de l'état sacrificiel des animaux, une cliente âgée accompagnée de son mari me révéla cette histoire qu'elle tenait secrète, par peur d'être moquée.

— *Je souffrais d'hémorragies intestinales, et j'étais hospitalisée à la clinique, où je subissais des examens. À mon âge, vous comprenez, je ne sais qui, de moi ou du cancer, guette l'autre. Nous étions donc très inquiets, et mon mari venait me voir tous les jours.*

Peut-être pour me changer les idées, il m'avait dit que les chiennes se languissaient de ma présence, et m'avait proposé de les amener à l'hôpital, sur le parking. Ainsi, de la fenêtre de ma chambre, je pourrais les appeler. Comme convenu, à la visite suivante, il m'avertit au moyen de son téléphone portable et je me mis à la fenêtre. Je les aperçus, et les appelais l'une et l'autre. J'avais été étonnée de voir Madie s'asseoir en levant la tête, et me regarder avec une sorte de force ou d'ardeur dans son regard. Cet échange avait duré peu de temps, bien qu'il m'avait semblé très long. J'en avais frissonné de tout le corps, c'était d'une telle intensité affective que j'en avais pleuré. Puis, ils étaient repartis.

La nuit qui a suivi, la chienne Madie est décédée d'une violente hémorragie interne, et mes symptômes ont cessé. En ce qui me concerne, les médecins n'ont pu conclure sur l'origine de mes saignements, peut-être une rupture accidentelle d'un petit vaisseau, on n'a pas su m'expliquer ce dont j'avais souffert. Je n'avais plus rien.

Il serait simpliste de réduire le canal d'échange, opérant entre l'animal et son maître, au seul processus d'attachement décrit par Bowlby, bien qu'il y soit impliqué. Pour l'animal domestique, l'attachement secondaire à une figure humaine est le prolongement de celui qu'il avait à sa mère. La sensibilité individuelle de l'animal et l'environnement favorable à une grande proximité prédisposent aux transferts observés en consultation. Pourtant, tous les animaux, vivant au milieu d'un groupe d'humains, ne vont pas développer la pathologie d'un de ses membres. C'est celui qui est le plus proche, le plus intime affectivement et aussi le plus sensible qui participera et révélera le trouble. Didier Anzieu dans *Le moi peau* parle du « moi peau éponge » qualifiant, ainsi, des humains plus sensibles que d'autres à l'environnement relationnel. Il en est de même pour l'animal, mais pour autant, il ne faut pas croire que ces cas sont des situations d'exception, bien au contraire, c'est très fréquent, on peut même en conclure que c'est révélateur d'une constante de fonctionnement fondamentale de l'inconscient.

José Thomas Zébério, docteur en philosophie, anthropologue et mathématicien, décrit un enchaînement vibratoire qui gagne en richesse acquise par l'expérience, d'un règne à un autre, de la vie la plus primitive à l'apogée de l'initié humain. L'animal domestique serait l'étape qui prépare au saut quantique suivant, vers l'humanité. Les tibétains parlent d'une âme groupe pour les animaux, la proximité humaine apporterait à l'animal de compagnie un patronyme, c'est-à-dire une spécificité personnelle comportementale, en bien ou en mal, à l'image des maîtres, le sortant de sa condition impersonnelle et construisant progressivement son moi. Ce processus est comparable à celui d'identification des disciples à leur maître, ils vivent aux crochets d'un grand initié dans les ashrams, au Tibet ou en Inde, et le considèrent comme référence. Ram Chandra parlait de disciples dévoués, en ces termes : ceux qui deviennent le foyer de l'attention du Maître. La proximité affective au maître permet le saut évolutif, non seulement par imitation, mais par identification à lui (nous parlons ici de processus d'apprentissage au sein de systèmes culturels comme ceux des ashrams, pas des sectes au sens des manipulations et autres lavages de cerveau pour nourrir l'ambition d'un gourou). De proche en proche, les chaînons de conscience évolués alimentent les chaînons inférieurs en quête de développement.

Le biotope culturel des chiens et chats, vivant dans le foyer humain, peut être considéré comme favorisant ces transferts. Cette prédisposition s'étend aussi à d'autres espèces, à chaque fois qu'un lien affectif de proximité à l'homme est construit, qu'il soit ou non à l'intérieur de son habitat. J'ai pu observer le phénomène de transfert avec les chevaux, principalement ceux qui sont régulièrement travaillés par le même moniteur.

CAS CLINIQUE N°28

Madame U. vient me présenter Ulysse, son Beauceron de 3 ans, pour une boiterie de l'antérieur droit. Elle a vécu un véritable traumatisme, avec le décès de son chien précédent, euthanasié, en raison d'un développement cancéreux à la patte. Aussi, espère-t-elle, par la pratique des médecines douces, éviter la même issue.

D'ailleurs, elle vient consulter l'ostéopathe pour la boiterie de son chien.

Je suis immédiatement inquiet : le poignet droit du chien est déformé, ce qui m'amène à suspecter un processus cancéreux. La radio confirme l'hypothèse, c'est à la pose du diagnostic qu'elle me raconte l'histoire du départ tragique de son précédent chien. En fait, le vétérinaire avait estimé nécessaire d'amputer la patte à la hauteur du bras, mais elle avait refusé. Je lui propose un traitement de stimulation immunitaire qui a déjà prouvé son efficacité, en ralentissant considérablement l'évolution des cancers osseux.

Deux chiens, la même pathologie, dont la lecture symbolique est dévalorisation de soi par rapport à un relationnel masculin (côté droit). Le poignet, c'est le siège de deux points d'acupuncture importants, le 6MC et le 5TR qui sont des points dits « maîtres », en acupuncture. C'est la balance dans le cycle des merveilleux vaisseaux, entre la gorge (la thyroïde) et le plexus sacré (les gonades), bref l'expression du moi identifié en tant que sexué, et la place de ce moi par rapport aux autres, au travers de la parole.

Madame U. me confirme qu'elle a eu de graves problèmes, provoqués par une relation masculine, qui l'ont conduit d'une secte réputée dangereuse à l'hôpital psychiatrique, pour un séjour de plusieurs semaines. Depuis, elle souffre elle-même, de troubles osseux aux poignets, et de déchaussement de toutes ses dents qui sont terriblement douloureuses. Précédemment, nous avions relevé la correspondance des mains et de la mandibule dans le système relationnel. Le chien a été traité médicalement pendant un an, puis amputé de son antérieur, une année ayant été le délai nécessaire à l'acceptation de l'intervention.

Le trouble est parfois révélé chez l'animal, avant qu'il ne soit parfaitement identifié chez son maître, du fait que son métabolisme est plus rapide. Bien sûr, considérer que toutes les pathologies de nos compagnons sont des transferts, dont il faut prévenir le maître par précaution, est folie. Cependant, il nous faut redoubler de vigilance, lorsque le cadre de la pathologie dénote une bizarrerie : une précocité pour l'âge, une maladie chronique, des récidives, une maladie d'allure exceptionnelle pour le règne animal, etc. Reconnaître le transfert participe à une prévention de l'expression pathologique chez l'homme par identification et résolution des causes émotionnelles, ce qu'on appelle la prise de conscience. Pour les médecines énergétiques, le trouble existe potentiellement dans le champ de la personne, avant qu'il ne s'exprime corporellement, *la prise de conscience avant la matérialisation corporelle du trouble en stoppe son incarnation.* Tant que le trouble n'est pas exprimé physiquement, des solutions simples sont disponibles comme le travail sur soi au moyen de l'analyse psychologique, de la sophrologie, du partage éclairé...

CAS CLINIQUE N°29

Messieurs V. et W., deux jeunes hommes approchant la trentaine, m'amènent Vanille. Vanille a, comme pour le cas précédent, une tumeur du poignet droit. La proximité ne fait aucun doute, entre Vanille et monsieur W. D'ailleurs, M. W. a de fréquentes douleurs des poignets, et principalement du droit. M. V. parait être bien affirmé, alors que M. W. a des attitudes presque de timidité, d'incertitude. Lui expliquant le sens biologique du cancer du chien, il m'avoue qu'il vit mal son homosexualité, pour lui-même et vis-à-vis de son entourage. Je leur ai proposé un traitement, mais leur choix fut autre, Vanille fut euthanasiée par un confrère, peu de temps après la pose du diagnostic.

L'adoption d'un nouvel animal de compagnie ne devrait intervenir qu'après estimation par auto-analyse des changements accomplis, sinon il faut modifier les modalités de l'échange avec l'animal par l'éloignement des maîtres (vie en extérieur), sinon on court le risque de reproduire les mêmes effets.

La « Théorie Générale des Systèmes » appliquée au domaine de la personnalité conclut :

"L'homme n'est pas le récepteur passif de stimuli venant d'un monde extérieur, très concrètement, il crée son univers."[52]

Ce qui est étayé par le rappel, dans ledit ouvrage, des observations multiples de Freud, de Piaget, de Werner et de Schacht, retrouvées encore dans la psychologie de développement de l'enfant, et dans les domaines de l'apprentissage selon Ausubel, etc. La médecine mécaniste et chimique réduit l'homme à un jeu de rouages et de formules qui impliquent une totale dépendance à des facteurs extérieurs, et une perte de responsabilité à mener sa vie. Apprendre que la maladie a un sens est utile à titre préventif en développant l'autonomie et la conscience.

Le transfert thérapeutique, en ostéopathie ou en écoute énergétique, s'apparente plus à l'amour oblatif décrit par Carl Rogers (oblatif, du latin *oblativus* : qui s'offre de soi-même) qui le définit ainsi : "*Acceptation inconditionnelle de soi-même et des autres fondée sur la positivité du développement humain*". Le mécanisme, décrit plus haut par les tibétains, fait intervenir une ouverture du *chakra* cardiaque qui se réalise plus ou moins consciemment, ainsi qu'une modification des ondes cérébrales qui passent au moins du bêta à l'alpha. Nous sommes donc dans un registre différent de celui du transfert et du contre-transfert décrits en psychanalyse. Pour Wilhem Reich, l'importance psychanalytique du transfert réside dans le fait que les composantes essentielles de la névrose ne se manifestent que dans le transfert. Pour cette raison, la résolution de la névrose de transfert qui peu à peu supplante la névrose ordinaire, est un des objectifs les plus importants de la technique analytique. Le transfert en psychanalyse est la construction d'un repère comportemental, alors que le mécanisme du transfert énergétique est non construit, car spontané dès que s'établi le canal de proximité émotionnel ou affectif.

---

[52] Ludwig von Bertalanffy.

Wilhem Reich, en 1942, fut le précurseur du travail sur le corps associé à l'analyse. Il parvint au concept d'énergie universelle à partir de la psychiatrie, et conçut que les blocages psychologiques induisent aussi des blocages somatiques. Les rigidités musculaires modifient les structures corporelles qu'il classe en cuirasses caractérielles. Des symptômes organiques peuvent se déclencher quand il libère les blocages de la cuirasse. Ses travaux ont perduré dans le néo-Reichiennisme, la bioénergie, et l'énergétique du noyau, étudiés par Teilhard de Chardin, par le Dr Alexander Lowen, par le Dr John Pierrakos.

Certaines techniques de décharges émotionnelles, faisant participer le corps, balayent radicalement des symptômes qui semblaient murés dans celui-ci. Ces techniques devraient être proposées en complément thérapeutique dans tout centre de traitement anticancéreux.

"L'être humain est un tout, une unité en lui-même et dans ses interactions avec son entourage. L'unité et l'interaction sont les liens entre tous les composants de l'univers. Si l'individualité de chaque être est une réalité, l'échange d'énergie est constant et s'applique à l'ensemble de l'univers." [53]

Alors que, tant de chercheurs, dans des domaines aussi variés qu'éloignés, aboutissent aux mêmes conclusions, pourquoi sommes-nous si obtus à les accepter et à les appliquer ? Sommes-nous conditionnés par d'autres croyances qui limiteraient notre entendement ?

"Le monde que nous comprenons est le produit de la perception, non la cause de celle-ci". (Ludwig von Bertalanffy)

---

[53] *En mémoire d'énergie*, Oliva Sylvaine.

CHAPITRE VII

FACTEURS LIMITATIFS DE LA PERCEPTION ET DOMINATION DE LA PENSÉE

CAS CLINIQUE N°30

C'était deux à trois ans après mon installation, un chien de race fox m'avait été amené pour des troubles digestifs. Il avait une poussée thermique et des douleurs abdominales. Bien que les symptômes en fussent évocateurs, la radio ne révéla pas d'occlusion (à l'époque l'échographie vétérinaire n'était pas encore pratiquée).

La palpation était particulièrement difficile, car le chien contractait son ventre dès que j'en approchais les mains. J'étais encore jeune à l'époque, et j'avais certainement manqué d'autorité lorsque j'avais proposé une exploration abdominale. La maîtresse, très indécise, avait finalement refusé.

J'avais donc appliqué l'acupuncture, et j'avais prescrit des remèdes homéopathiques (*Nux vomica, Colocynthis, Pyrogénium*) et un antibiotique. À la suite de cette visite, le chien s'était mieux porté, il s'était même remis à manger, mais il ne s'était pas complètement rétabli. Les visites, qui avaient suivi, m'avaient toujours amené à considérer qu'il y avait une anomalie abdominale et qu'il eut fallu explorer. Mais le chien allant mieux, s'alimentant, la maîtresse désireuse d'éviter toute dépense, avait décidé d'attendre. Finalement un mois plus tard, elle alla en urgence le montrer à un confrère pour une fièvre subite et de l'abattement. Celui-ci l'avait convaincue d'opérer. Il découvrit dans l'abdomen deux tampons périodiques, dont les ficelles avaient sectionné l'intestin, et qui s'étaient retrouvés à l'extérieur des tubes intestinaux. Le chien avait donc vécu pendant un mois, sans péritonite, dans des conditions pathologiques d'urgence vitale. Quand le confrère m'a appelé pour partager son étonnement, j'ai compris qu'à l'avenir, il faudrait que je me méfie de l'annulation des symptômes par l'homéopathie ou l'acupuncture, l'arrêt des symptômes ne signifiant pas toujours une guérison.

CAS CLINIQUE N°31

Un chien bouvier de 11 ans, Brick, me fut présenté en consultation parce qu'il souffrait d'une fièvre inexpliquée, montant jusqu'à 40° depuis trois mois. Des confrères avaient prescrit des antibiotiques et de la cortisone, mais les symptômes n'avaient pas régressé. La cavité abdominale avait été explorée radiologiquement, mais aucune anomalie n'avait été révélée. J'ai pratiqué un soin, au cours duquel j'ai ressenti une douleur abdominale. Pour vérifier diverses hypothèses, j'ai orienté les maîtres vers un confrère qui excellait dans la pratique de l'échographie. Avant de les quitter, je leur ai délivré les remèdes homéopathiques à administrer.

Le lendemain, le propriétaire du chien m'appela, tout était rentré dans l'ordre, le chien jouait de nouveau, la température était redescendue à sa valeur normale. Il me proposa donc, de renoncer à l'échographie devenue pour lui inutile. Riche des expériences passées, je lui ai confirmé l'importance de l'examen. Le diagnostic tomba quelques jours plus tard : tumeur de l'intestin grêle...

Nous n'avons pas précipité, pour autant, l'intervention chirurgicale et le chien a été maintenu sous traitement homéopathique pendant quinze jours qu'il a passés merveilleusement, en reconstituant ainsi ses forces. Dès que la température est remontée, je l'ai alors opéré.

Notre appréciation du vivant est difficile et incomplète, et nous restons dépendants de schémas de compréhension qui nous enferment. Pourtant, de nombreux détails devraient nous interpeller, mais nous les vivons comme sortis du cadre, en faisant fi de leur importance.

Explorer la force de la suggestion a été une voie d'exploration, montrant l'ascendant relatif de la pensée sur le corps. L'hypnose et la sophrologie démontrent leurs effets psychophysiques utilisables en thérapie, mais aussi dans le vaste champ de l'investigation. La pièce de monnaie, placée sur la peau de l'avant-bras de l'hypnotisé à qui il est suggéré qu'elle est brûlante et chauffée à blanc, laisse la trace d'une brûlure sur la peau, même si en réalité elle était à température ambiante. J'ai participé, à l'occasion d'un congrès de médecine douce au Cap D'Agde, à une marche sur le feu. La préparation de la centaine de participants dura près de deux heures. C'était surtout, par le biais de la sophrologie et de l'imagerie mentale, une mise en confiance, un déconditionnement vis-à-vis de notre peur archaïque du feu. Nous avons traversé, pieds nus, deux par deux, sans courir, un tapis de braises de 3 cm d'épaisseur étalé sur une longueur de 8 mètres environ. Les braises incandescentes étaient à une température de 800° à 1000°c. Durant les deux traversées que j'ai réalisées, à environ trente minutes d'intervalle, j'ai eu la même sensation : celle de marcher pieds nus sur des graviers (le charbon n'est pas conducteur, la même marche sur du métal porté à la même température s'avérerait impossible ; cette analyse scientifique n'enlève rien à l'aspect spectaculaire de l'expérience et au dépassement de ses peurs qu'elle réclame, en technique de bioénergie on qualifierait cela d'acting, contribuant à un renforcement de la foi en soi). Je déconseille, bien évidemment, à quiconque de tenter cela sans préparation éclairée. Il n'y avait qu'à nous observer, pour comprendre que nous étions dans des états modifiés de conscience. Nous étions une centaine de médecins et autres praticiens intéressés par le congrès “Science et Conscience”, à profiter de cette opportunité. Le mot initiation prend ici tout son sens, parce que seul le vécu est opérant dans la remise en question des références et des croyances que nous portons au plus profond de nous, qui sont certes des sécurités, mais aussi des entraves à la conscience. Toute initiation est en quelque sorte un lâcher prise de situations antérieures, auxquelles on s'attache par confort, sécurité, ou peur.

"*Ce ne sont pas les événements qui troublent l'humain mais l'idée qu'il s'en fait.*" (Epictète)

La thérapie émotivo-relationnelle d'Albers Ellis, fondateur du cognitivisme, amène aux conclusions que notre état d'esprit est en relation avec ce que l'on sent, que le changement n'est pas un processus linéaire. Quand nous vivons une vive colère, notre réalité devient double : d'un côté la montée en énergie, l'emportement et les actes, de l'autre l'observateur de la scène qui pense, d'ailleurs à tort, maîtriser les possibles débordements. Pourtant, cet observateur n'est plus tout à fait acteur, et ne contrôle plus la situation. Dans ces moments, notre nature fait apparaître deux couches : la couche émotionnelle, l'astral des tibétains, et la couche mentale. Quel sens permet ce double vécu, si ce n'est une conscience au delà même du sens ? Le vécu, le perçu s'attache à une couche, alors que la conscience peut en englober plusieurs.

L'exercice des médecines douces ouvre le dialogue sur les bizarreries de la vie, et la clientèle trouve enfin la possibilité d'échanger des expériences personnelles qu'elle garde enfouies par crainte du jugement. C'est ainsi, que j'ai observé que de très nombreuses personnes, au moins 5 % des adultes, ont vécu ce qu'on appelle les sorties du corps. À l'occasion d'une grande fatigue, d'un choc émotionnel, d'un accident de voiture, elles se sont vues de l'extérieur, c'est-à-dire qu'elles ont vu leur corps étendu sous elles. Certaines en ont un mauvais souvenir, et gardent une peur du phénomène, alors que d'autres ont aimé échapper à la masse corporelle. Telle personne me racontait avoir décrit au policier, en visite à l'hôpital pour la déclaration d'accident, l'état de son véhicule : "*le toit cabossé, l'aile froissée par le choc, le feu arrière brisé par l'impact, etc.* Celui-ci étonné lui rétorqua qu'elle avait été sortie inconsciente de la voiture, et qu'elle n'avait pas été en mesure d'observer directement les détails cités." Dans ces expériences de "dédoublement", les yeux restent sur le corps et pourtant le sens visuel s'extériorise.

CAS CLINIQUE N°32

Madame Y. me consulta un après-midi, elle avait besoin de conseils pour retrouver sa chatte, disparue depuis trois mois.

En effet, m'exposa-t-elle, un gros matou, adopté depuis cinq mois pour tenir compagnie à sa chatte, l'agressait souvent, aussi elle s'était enfuie, certainement pour se réfugier chez un voisin.

—*Je ne la vois plus, et j'en ai de la peine.*

Je lui ai fait, alors, le récit d'une expérience d'éthologie diffusée à la télévision : le maître d'un chien était chauffagiste, ses horaires de travail, déterminés par ses rendez-vous, étaient fluctuants d'un jour à l'autre. Une caméra filmait le maître au travail, et une autre son chien couché sur le canapé du salon. Le montage vidéo permettait de suivre, sur la moitié gauche de l'écran le maître et sur l'autre moitié le chien. Quand le maître refermait sa boîte à outils et la posait dans le coffre de la voiture pour rentrer à la maison, le chien descendait du canapé et se campait devant la porte en attente du retour de son maître. Ainsi, sa femme était avertie tous les jours du retour imminent de son mari.

Les animaux qui nous sont proches ont donc des moyens de communication que le langage a peut-être contribué à atténuer chez les humains. Je lui exposais alors, une technique qui m'a été enseignée dans des séminaires : la communication en mode alpha (Méthode Da Silva de contrôle mental). En résumé, on programme une descente progressive des ondes cérébrales au niveau alpha, et dans cet état de relaxation, on se représente une situation de paix et d'amour, par exemple un repos sur une chaise longue au soleil caressé par la brise du large ; cela pour se débrancher de toute contrariété, de toute agressivité avant le véritable travail. La situation désirée est ensuite vécue en visualisation comme dans un rêve. Ces techniques se sont montrées efficaces dans de nombreuses situations, comme la mémorisation, la communication, le conditionnement curatif associé aux thérapies anticancéreuses.

Le soir même, pendant le repas, elle relata notre entrevue et exposa la technique à son mari et à son fils. Puis au calme, elle appliqua la méthode. Elle décompta une série de nombre de vingt à zéro, pour descendre ses ondes cérébrales comme on descend d'une échelle, visualisa son programme et recompta comme prévu de zéro à trois pour ressortir de cet état, et limiter une sorte d'espace temps programmé.

Immédiatement, elle se rendit dans la cuisine, dans laquelle la fenêtre était ouverte, en espérant y trouver sa chatte dont elle avait programmé le retour. Mais constatant son échec, déçue, elle retourna se coucher. C'est alors, que son fils, inspiré par l'exposé du souper fit lui aussi une tentative. Voilà ce qu'il me décrivit le lendemain au cabinet :

— *J'ai bien détaillé, en la visualisant, la tête de Mitzi, et alors que je l'imaginais se promener dans la rue, j'ai tout d'un coup eu le sentiment d'être au ras du sol. Je voyais les objets beaucoup plus grands, et je me suis senti bondir pour passer le mur de clôture. J'ai longé la piscine et je suis entré par la fenêtre dans la cuisine. Alors, je suis sorti de mon lit et je me suis rendu dans la cuisine, Mitzi était là.*

J'avais expliqué la méthode à la maman, je n'imaginais pas qu'elle en ferait la confidence à son fils. Nous étions sortis du cadre de la pratique Da Silva de contrôle mental pour une pratique chamanique plus radicale.

Pourquoi ces expériences sont-elles niées ? Sommes-nous enfermés dans un conditionnement de pensée, une sorte de bonne conduite de la pensée qui cache une part d'elle-même ? Les tibétains appellent cette couche qui analyse et qui raisonne, le mental concret, elle a autant de cohérence organisée que celle de l'émotionnel. L'émotionnel nous est déjà si problématique d'intégration et d'interprétation que nos psychologues et autres psychanalystes en sont débordés de travail et se querellent entre eux sur la diversité des pratiques. Alors, que réserve le mental dans sa face cachée ? Dans l'évolution, le mental est notre dernière conquête, il colore toute la réalité au travers de son fonctionnement analogique. À son niveau, se situent nos croyances, pas simplement les croyances religieuses, non, les plus infimes croyances, celles qui colorent le quotidien et qu'on partage avec l'entourage. Celles qui finalement, nous font agir d'une façon uniforme et isolent l'excentrique dans un monde différent ou vécu comme tel. Le mental analytique, c'est le support de notre compréhension scientifique, déborder de ses limites c'est prendre le risque de perdre nos repères rassurants, et d'explorer l'inconnu. On imagine mal, un humain qui ne serait pas doté de cet instrument, c'est presque inconcevable. Pourtant, même si cette couche est bien présente en l'homme, depuis longtemps, son usage développé n'est finalement qu'assez récent dans le peloton de l'humanité, et son apogée se signe par cette ère technologique dont nous profitons tous. Mais aucun scientifique ne parle du mental, comme d'une strate spécifique de la conscience, seuls les mystiques, les occultistes, les religieux, les tibétains, les bouddhistes, les yogi et de nombreux auteurs initiés le considèrent comme une couche qui laisse ensuite la place à une autre réalité, dans l'arrangement ascensionnel de la conscience : le supra-mental qui serait un état de connaissance globale et spontanée. Parfois, le plan mental se fissure, c'est une pathologie bien sûr, mais il apparaît autre chose : cela suggère, cliniquement chez certains malades, une confirmation de l'existence d'un système de connaissance globale instantanée.

Depuis le film *Rain Man*, tout le monde connaît le psychotique génial qui, malgré ou grâce à son désordre psychique, annonce de façon spontanée et intuitive le nombre d'allumettes tombées sur le sol. Pour lui, l'intégration mentale isolationniste a échoué, aussi la conscience est libre d'appréhender une globalité dont il fait partie.

"*La connaissance de l'initié n'a rien à voir avec la conscience reconnue par le mental, en tant que facteur du processus de l'évolution. Sa connaissance est liée à la faculté d'intuition et à la perception divine qui voit toute chose comme en elle-même.*" (A. A. Bailey)

Si je cite ce passage, au risque de choquer les plus rationalistes, c'est pour partager avec vous le vécu paradoxal de la perception en soin énergétique. Premièrement, la sensation douloureuse transférée, est vécue comme en soi-même, et deuxièmement, la chose elle, est vécue au temps présent même si l'événement qui s'y rapporte est passé. Notre monde est cloisonné d'idées préconçues qui limitent notre champ de perception, notre prison n'est pas la matière, mais le rêve de notre mental qui limite ainsi, l'étendue de la conscience, peut-être positivement, pour nous protéger d'une immensité trop abondante. N'oublions pas qu'étant des systèmes ouverts, la conscience de soi est déjà une restriction d'une conscience globale, et notre attitude face à un problème est de l'isoler de son environnement, pour se concentrer dessus et parvenir à le solutionner. Il existe donc une gymnastique qui permet de pratiquer ces deux volets de la conscience.

La très grande majorité des fonctions corporelles et extracorporelles, s'opérant naturellement, leur discernement est quasi inexistant. La fonction mentale référente analytique est incapable d'une telle prouesse, c'est même un dispositif qui s'y oppose. Elle est comme l'écran de l'ordinateur, elle sélectionne un programme qui occupe entièrement l'écran, pourtant ailleurs d'autres interconnections sont actives, au même instant. Ne réduire notre conscience qu'à la partie tranchée, appréhendée mentalement, c'est nous amputer d'une part de nos capacités.

La fraction mentale, capable de concentration, qui est comparable à ce qui passe sur l'écran de l'ordinateur à l'instant présent, est selon les traditions appelée le soi-conscient ou pour d'autres le « fils » ; alors que la partie active qui travaille à l'arrière, dans le boîtier de l'ordinateur et qui fait les calculs, regroupe spontanément les données, etc., est appelée le subconscient ou encore « l'esprit ». Le soi-conscient est une réduction nécessaire de la conscience globale, une concentration finalisée par le vécu séparé. Le subconscient est l'association des images, des mémoires, des concepts, des vécus reçus du soi-conscient et renvoyés à lui en entretenant l'illusion de son état séparé. L'illusion est parfaite, de ce jeu naît toute certitude qui se cristallise dans le sentiment de l'ego séparé, et se confirme dans son expérience (nous verrons un peu plus loin que ce processus porte en lui-même la solution : celle de l'identification avec la source la plus haute).

J'aime, je veux, j'ai une idée ; oui, pourtant si je regarde bien autour de moi, l'amour est partout dans la nature, la volonté aussi, depuis le végétal qui pousse vers le soleil jusqu'aux migrations des saumons pour déposer les œufs, quant aux idées, l'extraordinaire profusion de formes et de solutions dans la nature sont autant de marques d'intelligence. Je suis donc baigné dans un champ d'amour, de volonté et de pensées. Si je fais miennes les pensées que je reçois, il y a une grande incertitude quant à la création spontanée d'une seule, par mon petit moi. L'univers, comme le confirment nos plus éminents chercheurs, est comme une grande pensée dans lequel nous sommes immergés, et nous en sommes des lecteurs, des récepteurs, ou plus exactement des émetteurs/récepteurs. Le soi-conscient est une restriction de la conscience, en une fraction séparée, la subconscience est la trame fondamentale commune et particulière à l'expérience en cours, et traditionnellement le « Père », regroupant le tout, est la superconscience. Il est essentiel de comprendre que comme pour l'énergie qui s'identifie au travers du support qu'elle traverse, il en est de même de la conscience.

Je lisais une revue médicale, et tout d'un coup je me suis souvenu d'un client qui vivait à 500 km de mon cabinet, le chapitre portait sur une affection dont le maître de Dudley souffrait depuis longtemps, et il s'en était ouvert à moi à l'occasion d'une visite de son chien. Dudley avait de fortes difficultés locomotrices qui s'amélioraient nettement après son passage en traitement énergétique. Dudley n'était plus venu depuis deux ans au moins, étant âgé je supposais qu'il était décédé. J'appelais donc son maître qui me répondit directement au téléphone. Il me reconnu avant que je n'ai eu le temps de me présenter, il était étonné de mon appel en cet instant si douloureux, Dudley était dans ses derniers instants. J'appelais spontanément juste à ce moment-là.

Au retour d'une soirée cinéma partagée avec mon très cher binôme des études d'acupuncture et de magnétisme, je me couchai dans ma douillette salle de garde à la clinique. Très rapidement, je sombrai dans le sommeil, mais après environ une heure je me réveillai totalement perdu. Bien que la salle était sombre habituellement, je retrouvai mes repères au réveil, là tout était chamboulé. Il m'a fallu cinq bonnes minutes pour comprendre que dans mon sommeil, j'avais pivoté de 90°, ainsi l'interrupteur normalement à portée de main ne s'y trouvait plus, et rien n'était conforme à mon souvenir de la pièce. Le lendemain amusé par l'expérience, j'en parlai avec mon amie qui en fut tout de suite amusée. Elle m'apprit qu'en revenant du cinéma, elle s'était couchée, puis finalement, s'était relevée subitement, elle avait décidée de changer la disposition du lit dans la pièce. Elle avait fait pivoter le lit de 90°, puis s'était recouchée. C'était une anecdote amusante, avions nous passé la nuit ensemble ? J'avais le souvenir d'un rêve étrange, cette nuit là, d'une planète qui avait deux lunes. Elle avait, elle aussi, rêvé cette même nuit d'une planète avec deux lunes…

Nos expériences passent au crible de notre mental analytique qui en atténue la magie et la créativité. C'est la vue qui crée le plus la sensation de distance, de séparation, et c'est le sens référent du scientifique. L'animal, lui, fonctionne plus au travers du sens de l'odorat dont on peut estimer que les informations sont plus mélangées, plus globales. Le visuel de l'homme est une lecture du rayon réfléchi, non pas du rayonnement propre. Si en communiquant avec lui, je voyais le rayonnement d'un homme, je douterais de nos parts réciproques, nous serions certainement un peu mélangés. Ainsi la vue accentue la séparation, et me trompe sur le manifesté. Les travaux de Piaget et de Didier Anzieu sur le nouveau-né parviennent à la conclusion que le bébé ne découvre, que plus tard, qu'il est une personne dissociée de sa mère. Le mental est à reconsidérer, comme une couche qui permet l'analyse dont la science est le plus beau fruit. Ce fruit de la tradition qui fut croqué dans l'arbre de la connaissance, et qui du coup fit chuter Adam et Ève du paradis : « *Ils se virent alors différents et nus* ». C'est l'acquisition du mental, et par là, la notion de personne et celle plus ambiguë, pour ne pas dire erronée, de sa séparation du reste de la création.

"*Je pense donc je suis*", est à re-conceptualiser dans un champ de conscience plus global. L'appréciation de ce global rend évident notre handicap à le saisir, parce que nous le cherchons dans un paradigme qui ne le contient pas. Nous ramenons tout à nous-même, en tant que personne qui pense, qui aime, qui possède, qui agit, sans même imaginer que tout pense, tout aime, et donc que nous baignons dans un système complexe interactif. C'est pourquoi la tradition a fait usage de la métaphore, pour mettre en images ce qui est du domaine de l'engagement et du vécu. Les images et les métaphores échappent à la censure du mental qui ne peut rejeter, par un "*je crois*" ou un "*je ne crois pas*", un récit qui se propose d'être une réflexion et non un fait. Dérouter le mental, déjouer sa censure, se pratique par certaines techniques : le « silence mental » discipline de Sri Aurobindo, par la récitation de mantras, par identification progressive au supramental au moyen de la foi.

L'univers est un champ de conscience, pourtant, l'état de « rienté » a été décrit par Ram Chandra, et est, pour nombre de yogi, l'état abouti de l'abandon absolu dans la non-manifestation. Sri Aurobindo et Mère ont exploré une autre dimension, plus décalée encore, qui en est presque l'opposée, soit un état de supra-conscience, un état de perfection existentielle accompli jusque dans la matière. Du point de vue alchimique, l'état de manifestation nécessite un passage de l'état de rien (le zéro) au tout possible (le un fondamental, l'unité), puis à la dualité (le deux). Les physiciens parlent de matière et d'antimatière, les philosophes parlent des paires d'opposées (par exemple chaud/froid, bon/mauvais), c'est le pile et face de la pièce, l'un ne pouvant exister sans l'autre. La dualité, c'est le jeu de la manifestation. Chaque partie, apparemment séparée, se heurte alors aux dualités et s'y confronte jusqu'à la réappropriation de la conscience du tout indivisible : l'état d'Être, le *Je Suis Celui Qui Est*. Chaque chose porte en elle-même sa vérité. Les états modifiés de conscience sont dans le meilleur des cas des extensions de la conscience individuelle, avec dilatation de la perception et élargissement du temps présent le "ici et maintenant".

Ainsi, une situation, perçue au présent, peut se révéler être de l'avenir. En effet, les couches disposées autour du moi en matière, astral et mental, sont à l'identique des organisations de toute chose, entre l'esprit et la matière. Par exemple, prévoir clairement dans mon esprit le réagencement de mon appartement, est l'étape de créativité primordiale du changement futur. Ensuite, il ne s'agit que d'apporter les matériaux et de les agencer selon ma vision d'origine. Quelqu'un qui aurait perçu mon idée et l'aurait dessinée, en le proclamant serait une sorte de prophète. Ce qui est vrai pour l'un, l'est pour l'autre, ce qui est construit mentalement avec l'appui et la force des désirs se produira dans l'avenir. En fait, mes souhaits, mes peurs, mes doutes, mes croyances, mes projets, mes acquis, mes comportements induisent à chaque instant une reconstruction de moi-même, dans l'image de ce que je crois être. Les êtres qui m'entourent, participent à mon histoire et me la renvoient ; en bloc nous créons la civilisation que nous sommes qui, aussi, se renvoie à elle-même sa propre assurance d'être ainsi. La seule échappatoire qu'ont tentée quelques yogi et autres courageux mystiques ou religieux, c'est l'amour de chaque chose à l'image du Tout et du Un dans le Tout ; soit s'identifier à cet amour et à l'image privilégiée du Tout. Ils se sont confrontés, alors en eux-mêmes, à la sensation douloureuse d'un seul corps, celui de l'humanité toute entière qui doit livrer en eux la bataille de la métamorphose (témoignages identiques du Padré Pio, de La Mère ou compagne de Sri Aurobindo, de Satprem, ..., et de Jésus Christ) : ils souffraient d'une sorte de précipitation, en eux-mêmes, des souffrances du monde. C'est la thérapie par transfert dans son expression la plus haute, et qui vise à la libération en bloc des processus conditionnant ayant entraîné nos enfermements pathologiques et ses souffrances. Il semble d'après l'analyse de Mère, qu'une masse assez suffisante de l'humanité soit nécessaire à la libération totale du processus répétitif de l'auto-conditionnement pathologique de l'humanité, potentiellement auto-créative de son enfer comme de son paradis.

Celui qui est conscient de sa source, et en acquiert les attributs, est dit créatif, alors que l'ignorant est dit réactif. Dans la relation privilégiée homme/animal, nous en avons un aperçu : l'homme dispose des moyens de ses choix et peut en tomber malade, l'animal qui vit dans sa proximité y répond et exprime la maladie. L'homme crée son trouble et son animal l'exprime.

"*En vérité, à moins de devenir par ta propre création Qui Tu Es, tu ne pourras être.*"

Dans la quête de ce qu'ils sont, les humains explorent des voies de connaissance différentes selon leurs cultures. Ainsi, se côtoient la recherche dans la matière, la science, l'infiniment petit ou grand, et la recherche dans la conscience, psychologies, yogas et philosophies par intériorisation ou projection. Même si la relativité nous révèle que matière égale énergie, la pensée se heurte à une autocensure, une porte close, un bastion qui préserve l'illusion de la séparation. Le scientifique, dans son monde de représentation moléculaire, est aussi éloigné du quidam que le yogi qui réalise, en lui-même, l'état de *samadhi*. Nos sociétés, de plus en plus matérialistes, sont en manque de rêves, de spiritualité et voient ainsi fleurir névroses, suicides, sectes : ne sommes-nous pas devenus les champions de l'usage des tranquillisants !

L'homme se révolte contre lui-même, refuse sa condition comme celle que l'on prétend lui donner, au nom du droit à l'égalité ou à la fraternité, et reste en perpétuelle quête d'un bonheur idéal. On dit que notre sens du sensé se perd, alors que nous n'avons jamais autant découpé, analysé, interprété, corrigé, soigné.

Le Vatican qui décortique, avec l'aide des médecins, le phénomène du miraculé de Lourdes, miracle qu'il reconnaît ou non, après des mois de discussions, en conclut que nous avons en nous de puissants processus d'auto-guérison qui défient nos sciences médicales les plus pointues. L'attitude dominante dans le monde médical n'est pas d'associer les potentiels des différentes spécialités, mais une critique et un dénigrement de ce qui semble irrationnel, ralentissant, ainsi, les progrès.

Gaston Naessens[54], biologiste canadien indépendant, a utilisé un microscope, le somatoscope, permettant d'observer le sang sans fixation mortelle par des colorants. Cette observation procure des éléments nouveaux de compréhension, il reste pourtant isolé dans ses recherches. Tant de chercheurs sont condamnés par la communauté parce qu'ils ont élargi leur champ d'investigation. Ils sont, sans aucun doute, considérés comme un danger pour une

[54] Selon Gaston Naessens, le sang de toute personne saine ou malade, contient une particule, la somatide, qui prend une forme spore, puis double spore, avant d'être éliminée par l'organisme. La fonction de ces éléments est d'émettre une hormone de prolifération, la tréphone, identifiée par Alexis Carrel en 1924, qui permet la division cellulaire nécessaire au renouvellement des cellules du corps. Dans les organismes sains, cette division cellulaire est bloquée au niveau adéquat par des inhibiteurs sanguins. Cependant, lorsque les inhibiteurs sanguins ne sont pas en quantité suffisante, sous l'effet du stress, de la fatigue ou d'un déséquilibre quelconque, la somatide poursuit son cycle et peut prendre diverses formes bactériennes, lévuriques et mycéliennes avant de se former finalement en un thalle, il laisse un déchet fibreux qui est souvent observé dans les analyses sanguines et dont on n'a jamais pu justifier la présence autrement qu'en le qualifiant d'artéfact, mais sans pouvoir expliquer sa genèse.

société de consommation qui profite de l'ignorance des masses, à moins et certainement aussi que le temps ne soit pas encore venu pour une compréhension de masse du phénomène de la vie.

"L'analyse technique ne révèle pas ce qu'une personne ou une chose peut faire. Par exemple, on emploie efficacement l'eau pour éteindre le feu ; c'est un fait d'expérience quotidienne, pourtant cette propriété de l'eau n'aurait jamais pu être révélée par analyse. Celle-ci détermine en effet que l'eau est composée d'hydrogène et d'oxygène ; une étude plus approfondie de ces éléments montre que l'oxygène est le support réel de la combustion et que l'hydrogène brûle librement par lui-même (...). Concevoir la personnalité comme signifiant la totalité de la créature vivante et agissante, représente beaucoup plus que l'intégration des rapports ; cela signifie l'unification de tous les facteurs de la réalité en même temps que la coordination des relations. Entre deux objets, il existe des rapports, mais trois objets ou davantage forment un système, et un système représente beaucoup plus que des relations élargies ou complexes. Cette distinction est capitale car, dans un système cosmique, les membres individuels ne sont pas reliés les uns aux autres autrement que par rapport au tout, et grâce à l'individualité de ce tout. Dans l'organisme humain, la somme des parties constitue l'ego - l'individualité, mais ce processus n'a rien de commun avec la personnalité, qui unifie tous ces rapports avec les réalités cosmiques." (*Cosmogonie d'Urantia*)

Conclusion

Diversité et interdépendance

Comme il est difficile, je le conçois, de réaliser la double expérience du Moi enfermé dans ses certitudes et qui se défend bec et ongles contre toute tentative d'opposition, et du Soi libéré des contraintes personnelles et qui agit avec légèreté, porté qu'il est par sa seule plénitude d'être. Nous sommes des systèmes ouverts, et ce en quoi nous nous identifions est, et demeure, ce que nous sommes. Notre vécu actuel fait du corps un outil bien soumis, notre émotionnel est encore, parfois un peu, comme un cheval fougueux, voire un lion féroce, toute l'animalité en nous n'est pas totalement domptée. Quant à l'intellect, il est le refuge de la majorité dans lequel la conscience trouve matière à combattre l'ennui. Cela fait de nous des êtres qui se voient tous différents, et qui se battent pour maintenir leurs privilèges jusqu'à cet instant de la mort où tout est restitué, et tout s'anéantit. Parfois, la vie offre des ouvertures dans lesquelles des expériences affectent les acquis, ébranlent les certitudes. C'est souvent à l'occasion de crises, de chocs que la porte s'ouvre sur un autre nous-mêmes, si soudain, qu'il est presque perçu comme un étranger. Nous sommes des circuits ouverts, dont l'organisation en échelles successives se répète comme une suite mathématique de Mandelbrot : structure fractale dont les motifs se répètent à l'infini. Niveau cellulaire organisé comme des micro-organismes indépendants avec des organites spécialisés ; niveau organique organisé avec des tissus spécialisés ; niveau social organisé avec des individus spécialisés ; niveau planétaire organisé avec des pays, des cultures de plus en plus spécialisés. La diversité apparente conduit à une association des potentiels différents en une unité compétente. Les conflits initiaux sont les germes des associations futures, par la reconnaissance des compétences spécifiques et leur bon usage pour le bien global. L'individu se débat dans une croyance en son libre arbitre, dans la réalisation des affaires du monde, certes il participe à certains choix, mais un plan l'y prédispose et il suit une force évolutive apparue depuis l'installation du premier germe de vie sur cette planète. Son intellect n'était pas encore né que le processus était déjà bien avancé, alors comment peut-il croire que cet outil, certes merveilleux, soit la référence même de sa suprématie. Il n'est qu'un stade intermédiaire sur le long parcours de la conscience qui naît à elle-même.

Après avoir marché sur les braises, peut-être par effet des techniques sophrologiques qui tentaient de nous rassurer et mettaient en évidence que le feu est aussi intérieur, ce n'est qu'ainsi que nos corps sont chauds, ou peut-être par ce "shoot" de la marche même ; sur l'instant, je ne réalisai pas que l'expérience était insolite. Le lendemain j'évaluai un peu plus sa singularité, et le surlendemain je pris pleinement conscience de la dimension extraordinaire de cette aventure. Je n'étais pas exalté, mais plutôt conquis, un tel exercice vécu sans préparation aurait à coup sûr provoqué de très graves brûlures, avec des débordements émotionnels, de la peur ; l'expérience avait été paisible et même joyeuse. Au retour du congrès, alors que j'étais passivement assis à côté de mon amie qui conduisait, j'ai ressenti un phénomène étrange : comme une percée de conscience assidue dans mon petit Moi laborieux. Revoir sa vie défiler au moment de sa mort est souvent décrit, et on dit que c'est extrêmement rapide ; pour mon cas, je ne flirtais pas avec la mort et ça a duré trois heures. Pendant tout ce temps, j'ai eu le privilège de relever chaque erreur de comportement, chaque défaut d'attitude que j'avais eu envers mes semblables, pendant toute ma période d'adolescent et de jeune adulte. Je parlais de moi avec une lucidité extraordinaire, le souvenir parfait de chaque instant, et, sans le moindre compromis, sans le moindre attendrissement, tout revenait en même temps que je pleurais et que je partageais tout cela à ma conductrice compatissante. Ce fut éprouvant et merveilleux, je parlais du Moi avec une profondeur et même une voix qui sortait sans complaisance, et pourtant aussi sans condamnation, c'était un simple constat d'orgueil et d'égoïsme.

La tradition donne de cet événement une interprétation : le plan personnel subit, par le feu (Agni : la conscience), l'affinage nécessaire en vue de parfaire son rôle ; celui d'être la main domptée d'une conscience plus vraie. Pour ma part, le saut quantique d'une conscience à une autre n'a que trop peu duré, c'était suffisant néanmoins, pour m'apporter la certitude que notre évolution, en tant que conscience humaine, était encore loin d'être achevée. Ce saut, c'est un peu ce qu'attend l'animal auprès de son maître, ce qu'attend l'homme de foi dans l'intimité de sa prière.

Je lisais le très documenté livre de Joseph Cohen (éditions Cosmogone) *L'écriture hébraïque* ; il y est représenté les premiers dessins de lettres comme une simplification des hiéroglyphes égyptiens, puis la transformation progressive des signes, leur évolution. Tout l'alphabet semble se construire par tâtonnement. Pourtant au final, l'auteur parle du caractère sacré des lettres hébraïques, et d'un agencement parfait dans la construction des mots (l'ordre de succession des lettres pour certains mots en s'inversant en inversait aussi le sens métaphorique, la présence de la lettre aleph première de l'alphabet qui élève le sens du mot au niveau de la manifestation divine, etc.)... L'étude des textes révèle non seulement une extraordinaire richesse, mais aussi un agencement qui est structuré aussi bien dans le dessin de la lettre, dans la construction des mots, et même dans l'espace de superposition des feuillets. Un caractère sacré transparaît des écritures, alors que c'est de la main de l'homme et sur plusieurs générations que la forme presque hasardeuse des lettres s'est édifiée. Même si d'après le récit biblique, les tables de la loi ont été gravées de lettres de feu par le Seigneur, les caractères étaient interprétables donc déjà établis dans la compréhension des hommes. Seule hypothèse possible : l'homme avec ses doutes, ses intuitions, ses raisonnements, bref tout son arsenal d'écoute intelligente, a transcrit dans la matière une perfection déjà existante au-delà de lui. Ce que nous ramenons, à notre intelligence créatrice, n'est le plus souvent qu'une projection d'un ailleurs destinée à exister au moment propice. Certains êtres ont été plus ouverts que d'autres et ont rapporté de cet ailleurs, auquel ils ont puisé, des prophéties ; mais, la masse globale de l'humanité même si elle n'en est pas consciente, suit spontanément le même chemin, il faut simplement un peu plus de temps.

Le microcosme est à l'image du macrocosme, on peut donc considérer un univers physique, astral et mental. A. A. Bailey et le tibétain considèrent que notre système de densité moyenne appartient à une des couches physiques de cet univers. Nous sommes donc travaillés par les projections provenant des couches supérieures, nous sommes les mains, les outils actifs de cette dimension, sans perdre pour autant notre sensation d'indépendance.

Certaines sources font état de deux types d'événements archéologiques : ceux qui s'inscrivent dans une suite chronologique et qui sont facilement datés par la méthode du carbone 14 ; et ceux qui perturbent le cours des choses et semblent décalés. Ces derniers ont plus à voir avec des phénomènes spontanés, auxquels on peut associer certaines disparitions ou apparitions d'objets, et qui sont interprétés comme étant des projections directes des couches mentales de notre système dans la matière. Les traditions utilisent des images pour exprimer cette planification : de l'alpha à l'oméga. Les tibétains disent que toute chose se construit comme en elle-même. Nous participons à un état d'organisation déjà potentiellement installé.

"Je ne sais pas comment décrire ce que c'est... Quand c'est normal, ça peut durer indéfiniment, il n'y a pas de sens du temps, ni de fatigue, ni de durée ; quand la vieille conscience revient, c'est presque une souffrance intolérable : j'étouffe, ou je ne peux respirer, ou il fait froid ou il fait chaud, toutes sortes de choses... qui sont exaspérées par une conscience qui ne devrait plus être là. N'est-ce pas, mon corps est plein de douleurs, et puis dès que j'entre dans cet état-là tout est fini, le temps n'existe plus. Le temps

est interminable dans la vieille conscience ! Et il n'existe plus dans celle-ci. Je ne sais pas comment décrire. Si je faisais des phrases, je dirais : cette vielle conscience, c'est la mort, c'est comme si on allait mourir à chaque minute : on souffre, on… c'est la conscience qui mène à la mort. Et l'autre, c'est la vie… la vie paisible, la vie éternelle." (*Mère la mutation de la mort* : extrait de *l'Agenda de Mère*)

En conclusion de tous ces phénomènes qui dépassent encore de beaucoup notre entendement, je pense que nous participons d'une même organisation et donc que nous sommes en interaction permanente, et pas seulement au travers de la technique, mais aussi dans et par la conscience, que celle-ci soit éclairée pour certains ou en cours de l'être pour d'autres.

Le transfert du maître à son chien, à son chat, à son animal, est une conséquence du processus naturel de reconnaissance et d'identification que le rapprochement affectif des êtres induit, le comportement d'imitation en est un élément.

"Il n'y a pas de contraires, il n'y a que des complémentaires. Toute l'histoire de l'ascension de la conscience est l'histoire d'une désobstruction et le passage d'une conscience linéaire et contradictoire, à une conscience globale." (*Sri Aurobindo ou l'aventure de la conscience* par Satprem)

Les médecines ne sont que les multiples visages de la médecine unique que nous pouvons considérer comme le pansement de nos chutes répétées, dans l'exercice consistant à exister en identité avec l'Être unique dans ce vaste champ de la pensée.

Les vieilles idées récurrentes sont que le monde tourne autour de la terre, que l'humanité terrienne est la seule dans tout l'univers, que je suis différent et meilleur que les autres, que mon Dieu est plus vrai et plus juste que celui des autres, que la vérité n'a qu'un visage, qu'en dehors de mon vécu rien d'autre n'existe, etc. La vérité est le miroir de soi-même, et même les Dieux que l'homme choisit d'honorer sont aussi guerriers, destructeurs, vengeurs, despotes, ou miséricordieux que le croyant qui appelle. Notre salut est dans l'homme qui découvre sa part d'humanité, parce que c'est là qu'il trouve la vérité, le sens de son existence, dont le but est d'y développer la conscience, fusse-t-elle divine.

Reconnaître, par les scientifiques, que la trame du monde ressemble à un champ d'une grande pensée, c'est établir que tout se lie et tout se crée, là. Ce n'est pas sans danger pour le chercheur, qu'il soit technicien ou occulte. Le risque est de confondre son désir personnel et ses névroses avec le plan de l'évolution, qui est une sorte de projection globale établie dès l'origine, et qui inspire certains penseurs à considérer que finalement, le futur détermine le présent, ou encore : tout était écrit dès l'origine. À son niveau, c'est ce que l'homme applique quand il fait un projet, c'est ce que réalise le chirurgien quand à la fin d'une intervention, il fait un break, et profitant de l'état anesthésique qui se prolonge, il prend le temps de visualiser la cicatrisation parfaite des tissus de son patient étendu devant lui.

Notre développement, en termes de prise de conscience, en arrive à la compréhension que la diversité du biotope est une richesse et l'assurance de perpétuité, il en est de même pour la diversité des cultures. À l'avenir, la sensibilité s'affinera plus encore et avec le réseau mondial de communication qui est comme un système nerveux, aux multiples connections, un grand malheur vécu à un bout de la planète sera perçu douloureusement par la masse même éloignée, on en a un aperçu plus ludique au travers des tournois mondiaux.

Diversité, interconnections sont les deux attributs d'une organisation qui se structure progressivement en un tout unique, les paix, mais aussi les guerres ont contribué à son modelage. En *Pranahuti* (la science tibétaine des rayons) on parle de l'effet du quatrième rayon d'action : harmonie par le conflit, principalement actif dans le monde animal sauvage, dans lequel la pression sélective entre les différentes espèces de prédateurs a finalement établi un état stable des diverses populations animales.

"Maintes difficultés des mortels proviennent de leur double relation avec le cosmos. L'homme est une partie de la nature, il existe dans la nature, et cependant il est capable de la transcender". *(Cosmogonie d'Urantia)*

Annexe

Correspondance entre les clefs ostéopathiques et les points d'acupuncture (Marc Pialoux).

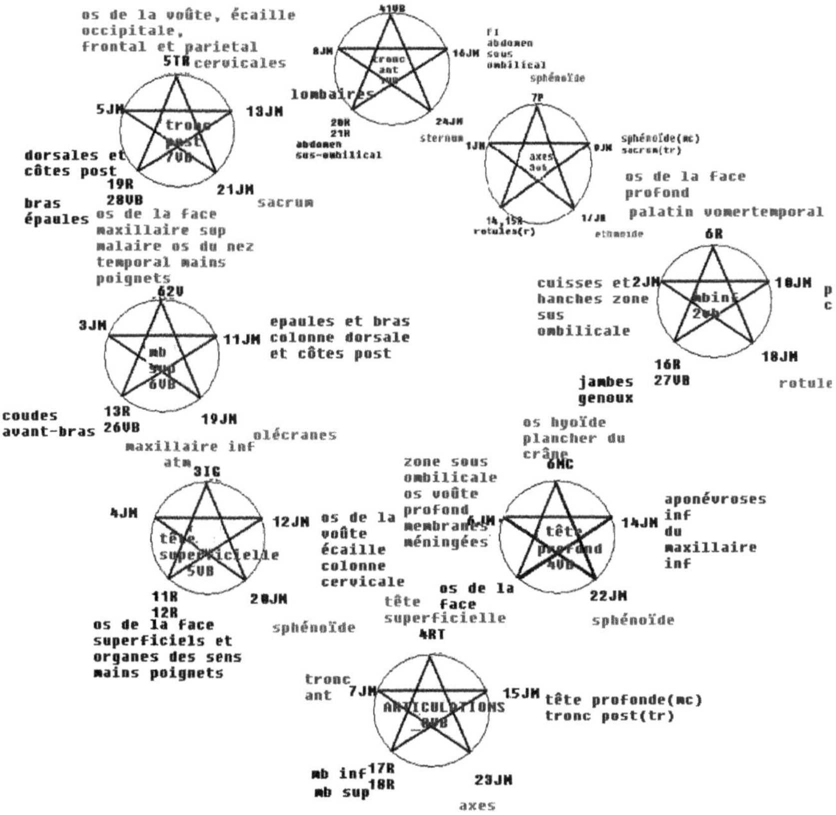

Bibliographie

Précis d'acupuncture chinoise – Éditions Dangles, académie de médecine traditionnelle chinoise.
ANZIEU DIDIER – *Le Moi peau* – Edition Dunod 1987.
ATHIAS GÉRARD – *Racines familiales de la mal a dit* – Éditions Psychobiologie.
AUROBINDO SRI. – *Le Cycle humain, psychologie du développement social* – Éditions Sri Aurobindo Pondichéry.
BAILEY ALICE. A. – *La Guérison ésotérique* – Dervy livres Paris.
BERKALOFF PR. *Biologie et physiologie cellulaire.*
BERTALANFFY LUDWIG VON – *Théorie générale des systèmes* – Dunod éditeur.
BINDEL ERNST – *Les Nombres et leurs fondements spirituels* – Rudolf Steiner, quatre conférences de Bindel Ernst Éditions anthroposophiques romandes 1992.
BOTT VICTOR – *La Médecine anthroposophique* – Éditions Triades.
BOWLBY J. – *Attachement et perte* – Éditions PUF Paris 1984.
BROSSARD A. Cornier J. – *Communication non verbale* – Éditions Lachaux et Niestlé 1984
CAILLOU GENEVIÈVE, CAUVIN PIERRE – *Deviens qui tu es* – Éditions le souffle d'or 1994.
CLIFFORD TERRY – *La Médecine tibétaine et sa psychiatrie* – Éditions Dervy livres.
COMBE YVON – *Au Cœur de la pensée* – Le réseau des subtiles correspondances 1996.
Cosmogonie d' Urantia – Éditions Urantia 533 Parkway Chicago USA.
CYRULNICK BORIS – *Mémoire de singe et parole d'homme* – Collection Pluriel Hachette. 1983
DESCAMPS MARC ALAIN, DAVY MARIE MADELEINE, *Thartchin Jampa* – de Vitray Eva, Mererovitch
L'amour transpersonnel – Éditions Trismégiste.
FOYE JEAN DE LA – *Onde de vie, ondes de mort* – Éditions R. Laffont Paris.
FRITZ DR, POPP A. – *Biologie de la lumière – Bases scientifiques du rayonnement cellulaire ultra-faible* - Éditions Résurgences.
GUILIANI JEAN-PIERRE – *L'alphabet du corps humain* – Éditions de Verlaque.
HADDAD M. – *Le Déclin du cancer* – Éditions Fractal.
HAMER DR RYKE GEERD HAMER – *Fondement d'une médecine nouvelle* – Éditions A.S.A.C. Chambéry 1988
HURTAK J.J. – *Le Livre de la connaissance, les clefs d'Enoch* – The academy for future science USA 1973.
ICARE, *Cours Institut Icare*, Marseille.
JANIER MARIE-GABRIELLE – *À la découverte du mystère Divin* – Éditions Alain Brethe : collections tradition et modernité.

LAKHOVSKY GEORGES – *L'oscillation cellulaire* – Éditions G. Douin 1931.
LOWEN A. – *The Batrayal of the body* – Éditions Paperback 1967.
MOLINIER FRÉDÉRICK – *Traité d'acupuncture vétérinaire* – Éditions Maison neuve.
PAGEAT PATRICK – *L'homme et le chien* – Éditions Odile Jacob.
PIALOUX JACQUES – *Le diamant chauve, théorie générale de l'énergétique fondée sur le yi-king* - Éditions Fondations Cornalius Celsus 1983.
PIALOUX MARC XAVIER – *Le souffle du dragon* – et – *Les célestes danses du tchi – anciennes et nouvelles pratiques de l'acupuncture.*
PIERRAKOS EVA – *The pathwork of self-transformation* – Éditions Bantam books NY USA.
RAVATIN J. BRANCA A.M. – *Théorie des formes et des champs de cohérence* – Éditions du cosmogone.
REICH WILHEM – *L'analyse caractérielle.*
ROGERS CARL – *Counseling and psychotherapy* (1942 traductions françaises J.P.Zigliara la relation d'aide et la psychothérapie, Paris E.S.F. 1970.
ROSGNILK VLADIMIR – *L'émergence de l'Enel ou l'Immergence des Repères. Introduction à l'étude des formes et des champs de cohérence* – Éditions ARKA'LL.
ROSSETTE ALAIN – *Encyclopédie biologique des malaises et maladies* – Éditions Quintessence.
SATPREM – *Sri Aurobindo, ou l'aventure de la conscience* – Éditions Buchet Chastel ; et – *Le mental des cellules* – Éditions Robert Laffont ; *Mère la mutation de la mort - Éditions* Robert Laffont
SELLAM SALOMON – *Origines et prévention des maladies* — Éditions Quintessence
VOISIN DR H. – *Matière médicale du praticien homéopathe* - Éditions Maloine.
WALSH NEALE DONALD – *Conversations avec Dieu* – Éditions Ariane.
WILHELM RICHARD *Version allemande du – Yi King – Le livre des transformations* - Éditions De Médicis Paris.
ZÉBÉRIO – *Les Lois de l'évolution créatrice* – Éditions Guido Maes Belgique.

TABLE DES MATIÈRES

Du même éditeur

Le Grand dictionnaire des malaises et maladies

Jacques Martel

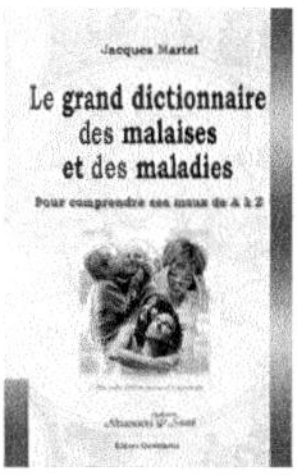

Voici le plus grand dictionnaire sur les causes des malaises et des maladies reliées aux pensées, aux sentiments et aux émotions. Il permet de prendre conscience de l'origine de nos malaises pour, grâce à la technique de l'intégration, permettre de changer nos attitudes et pensées, et désactiver la source du conflit.

640 pages - ISBN 978-2-913281-15-8

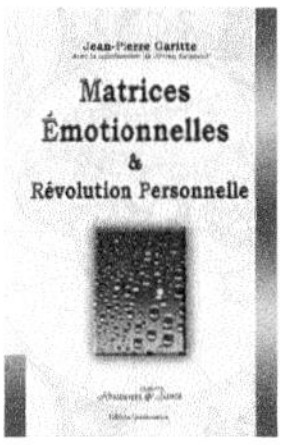

Matrices émotionnelles & révolution personnelle

Jean-Pierre Garitte

De la dynamique émotionnelle à la révolution personnelle : un manuel pratique pour conquérir une plus grande autonomie, établir une relation plus intime avec son Soi profond.C'est un modèle de la dynamique émotionnelle, suffisamment simple pour être accessible à quiconque est en recherche d'une plus grande connaissance de soi. Il s'agit pourtant d'un manuel complet et détaillé pour proposer des balises, des repères et des éléments de réponses à qui veut poursuivre, seul, sa quête à la découverte de lui-même...

160 pages - ISBN 978-2-913281-69-1

Décodage psychosomatique des maladies et comportements connexes

Daniel Miron

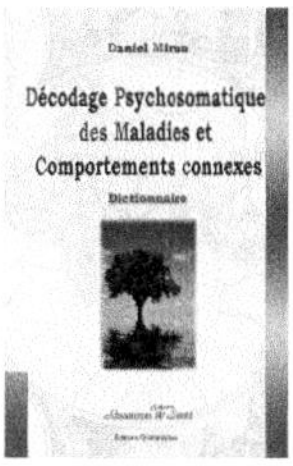

Ce livre est un outil qui concourt à une meilleure connaissance de soi, une reprise de contact avec son code biologique. Il est rédigé de manière simple et logique de sorte qu'il est facile de s'y retrouver. L'index, élaboré clairement, contient plus de 1275 malaises et maladies.

128 pages - ISBN 978-2-913281-70-7

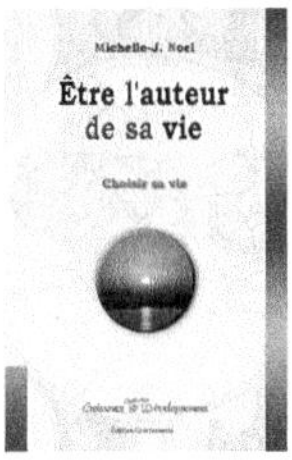

Être l'auteur de sa vie

Michelle J. Noël

Ce livre à pour vocation d'accompagner toutes celles et tous ceux qui entretiennent cette croyance que le bonheur est pour les autres, pour toutes les personnes perdues dans le labyrinthe de leur devenir, empêtrées dans leurs décisions ou restées en panne dans les traumatismes de leur passé.

256 pages - ISBN 2-913281-63-X

Psychogénéalogie, relation à l'argent et réussite

Marie-Noëlle Maston-Lerat

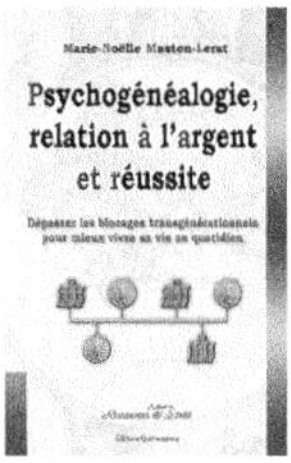

L'auteur vous montre comment élaborer votre arbre, puis comment le « faire parler ». Elle vous invite à mettre en lumière tout ce que l'argent – ou le manque d'argent – signifie pour votre lignée. Vous découvrirez comment les messages familiaux implicites ont conditionné votre comportement vis-à-vis de l'argent et comment vous libérer de ces conditionnements.

160 pages - ISBN 2-913281-64-8

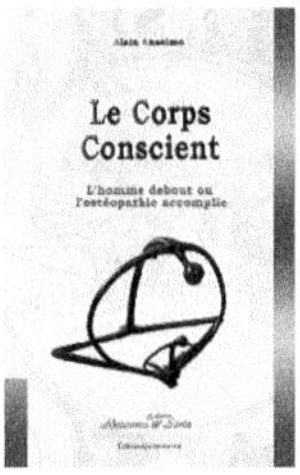

Le Corps conscient

Alain Anselmo

Oui, le corps est conscient et tout ce qu'on lui fait, il nous le rend. Apprendre à en déceler les faiblesses et à les corriger est le propos de ce livre. Il est souhaitable d'accorder notre conscience intellectuelle à notre conscience physique pour mieux vivre en harmonie, en tenant compte de l'équilibre physique et énergétique de nous même et de notre environnement.

128 pages - ISBN 978-2-913281-71-4

Éditions Quintessence

Du même éditeur

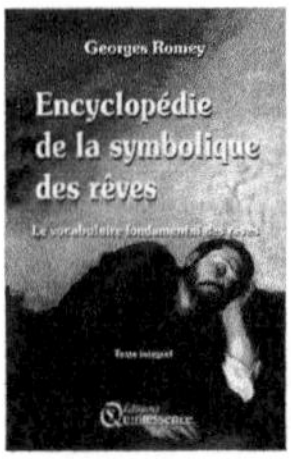

Encyclopédie de la symbolique des rêves

Georges Romey

Fondé sur l'analyse d'une énorme base de données recueillie dans le cadre de la technique thérapeutique du "rêve éveillé libre" pendant vingt-cinq ans, auprès de mille deux cent personnes, cette œuvre monumentale permet de dégager certaines constantes précises et d'attribuer ainsi à chaque symbole une valeur psychologique fiable. La rigueur méthodologique de cet ouvrage de référence en fait un outil unique et indispensable aux thérapeutes, à quelque école qu'ils se réfèrent.

1472 pages - ISBN 2-913281-48-6

L'Empreinte de naissance

Jean-Philippe Brébion

Ce livre met en évidence un cycle biologique cellulaire unique. C'est d'abord une relecture de la biologie totale issue des travaux de Claude Sabbah avec les principes de base de la bioanalogie. Cette relecture du sens biologique de la maladie au travers des notions d'espace et de temps ouvre un regard nouveau sur nos programmes de naissance.

256 pages - ISBN 2-913281-33-8

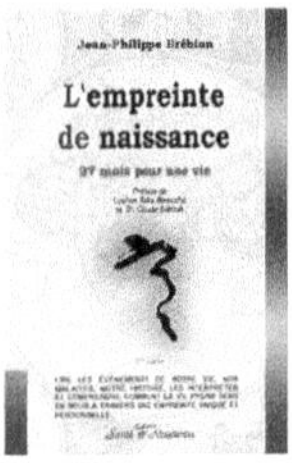

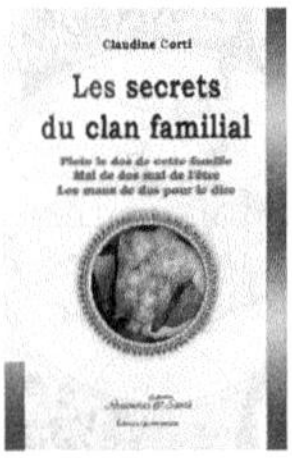

Les secrets du clan familial [Coffret 3 volumes]

Claudine Corti

Les maux de dos pour le dire
Mal de dos, mal de l'être
Plein le dos de cette famille

704 pages - ISBN 978-2-913281-68-4

Les maux de dos pour le dire

Claudine Corti

Grâce à cette approche, vous pourrez analyser la programmation et les circonstances de déclenchement de vos maux de dos. Vous allez comprendre aisément qu'une douleur de genou peut être l'expression d'une situation à laquelle vous devez vous soumettre sous la contrainte. Ce dernier volet vous fera découvrir le langage très particulier des maux de coude, de poignet, de genou, de cheville mais aussi, de côtes ou de crâne.

256 pages - ISBN 2-913281-62-1

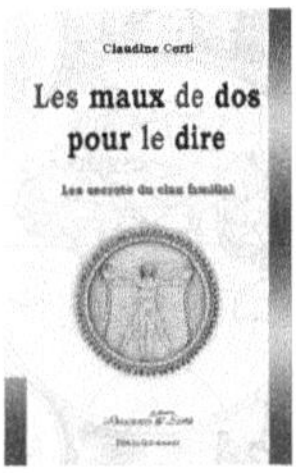

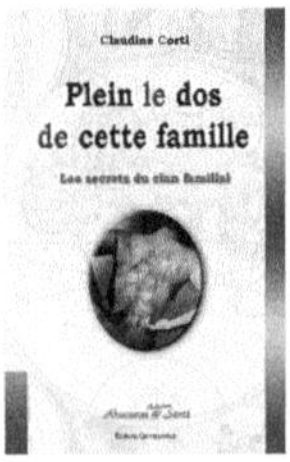

Plein le dos de cette famille

Claudine Corti

Le poids de ces secrets sera parfois tellement lourd à supporter que nous courberons l'échine, en aurons plein le dos. Notre cerveau, en tentant de décrypter ces secrets, pourra être amené à cibler l'un des 206 os qui composent notre squelette, en choisissant préférentiellement de mettre en dysfonctionnement mécanique l'os ou l'articulation dont la symbolique sera la plus en adéquation avec les secrets à dévoiler.

192 pages - ISBN 2-913281-46-X

Mal de dos, mal de l'être

Claudine Corti

Il est habituel de constater que lorsqu'on s'exprime à propos des maux de dos, il est d'usage de dire : « Mal de dos, Mal du siècle ».
Ce livre va vous prouver que le Mal de Dos n'est pas une fatalité et n'est pas, non plus, exclusivement dû à un faux mouvement ou à un simple coup de froid. Vous allez découvrir, vertèbre par vertèbre, le sens réel et caché des véritables causes du mal de dos.

256 pages - ISBN 2-913281-52-4

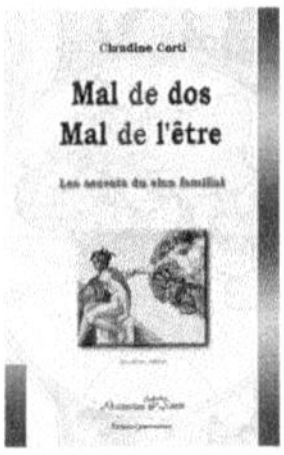

Éditions Quintessence

Du même éditeur

Origines et prévention des maladies

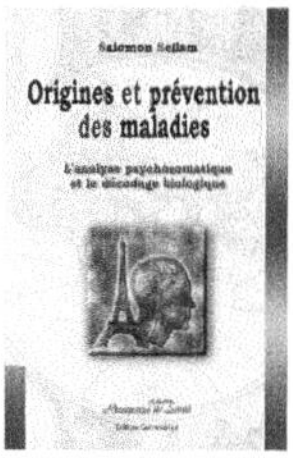

Salomon Sellam

Excellent ouvrage de médecine psychosomatique destiné au grand public. Il met en évidence que la maladie serait un transposé exact, au niveau du corps, d'un conflit psychologique conscient ou non. La psychogénéalogie étudie les rapports possibles entre l'état physique et mental d'aujourd'hui et l'histoire familiale de clan.

352 pages - ISBN 2-913281-16-8

Enquêtes psychosomatiques

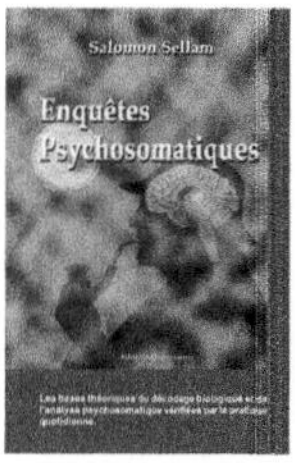

Salomon Sellam

Ouvrage de médecine psychosomatique destiné au grand public, complément du livre du même auteur : « Origines et prévention des maladies ». Ce livre reprend les bases théoriques de l'Analyse Psychosomatique, confortées ici par l'expérience d'une pratique quotidienne. Cette étude permet de faire le lien entre certains détails d'une histoire et les conséquences dans la vie quotidienne.

224 pages - ISBN 2-913281-18-4

La Psychogénéalogie appliquée

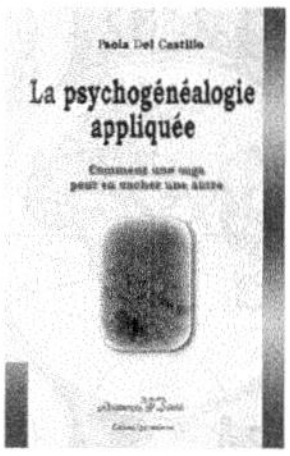

Paola del Castillo

Familles en crise, nouvelles donnes : enfants abandonnés, mort d'un proche, accident, maladie, échec, migration, les vies de nos aïeuls se fondent dans le tourbillon de la grande Histoire. La psychogénéalogie appliquée décrypte avec une étonnante logique la combinaison des alliances, déjoue le mouvement des répétitions, lève le silence des morts.

176 pages - ISBN 2-913281-09-5

La symbolique des prénoms

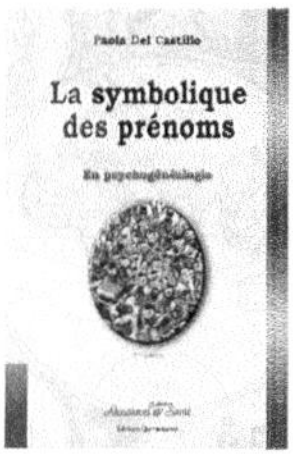

Paola del Castillo

Le symbolisme des prénoms, le calendrier familial, les saints du jour en lien avec les dates de conception, naissance, mariage ou décès, ouvrent une piste de réflexion insoupçonnée. Les hypothèses proposées se basent sur une expérience de travail sur les arbres généalogiques. Il s'est souvent avéré que les mêmes histoires de famille se retrouvaient avec certains prénoms.

176 pages - ISBN 2-913281-27-3

Le Grand livre de la psychogénéalogie

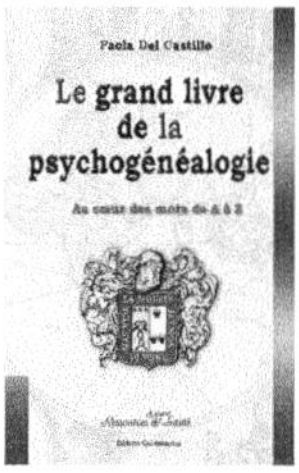

Paola del Castillo

Ce dictionnaire est le premier à sortir sur le sujet, il présente une recherche originale basée sur les histoires de vie des patients. Il se veut une aide efficace pour libérer les répétitions de l'inconscient familial, à partir des prénoms, des dates anniversaires, de naissance, de mariage, de décès, des situations vécues par les ancêtres. Ce livre apporte des réponses satisfaisantes et des solutions rapides au manque de communication familiale, au désir de savoir.

416 pages - ISBN 2-913281-57-5

L'Antistress nouveau est arrivé !

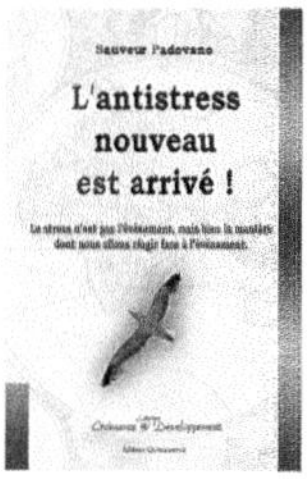

Sauveur Padovano

Ici, on entre tout de suite dans le concret, dans le quotidien. On se projette dans une situation stressante rencontrée tous les jours au bureau, à la maison, en ville..., et on essaie de voir comment s'en sortir avec bénéfice. Quelques exercices vraiment originaux, que vous mémoriserez facilement tellement ils sont simples et ludiques, vous permettront de voir la vie sous un autre angle.

224 pages - ISBN 2-913281-65-6

Éditions Quintessence

Du même éditeur

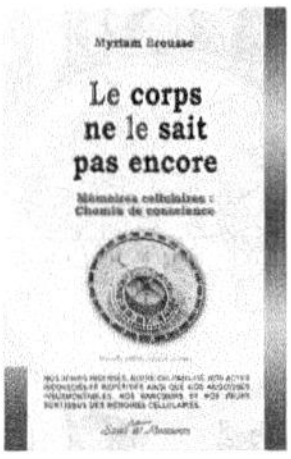

Le Corps ne le sait pas encore

Myriam Brousse

Notre corps porte les traces de ce que nous avons vécu. Notre corps se souvient de tout. Le propos et le but de cet ouvrage est de présenter une méthode appliquée, à partir « d'outils » simples permettant, lors d'entretiens individuels, de séminaires, d'aborder le « mental des cellules », au cœur des mémoires engrammées dans le corps.

160 pages - ISBN 2-913281-22-2

La descente dans le corps

Myriam Brousse, Éric Francqueville, Brigitte Pagani

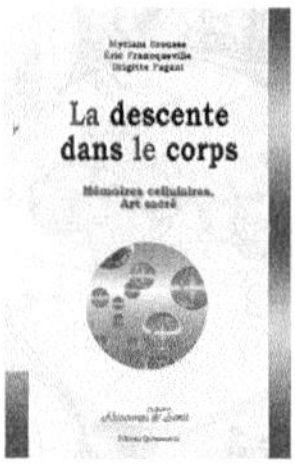

Les dysfonctionnements ne sont pas une fatalité : si anciennes que soient ces mémoires/programmes, elles peuvent se transformer pour peu qu'on parvienne à les éclairer de la conscience, là où elles s'enracinent, c'est-à-dire dans le corps. La descente dans le corps est une étape essentielle dans la connaissance de soi : il s'agit de descendre – sur les barreaux parfois chancelants de l'échelle de la conscience– à l'intérieur de soi, jusqu'à la rencontre de ce qui nous constitue de la façon la plus évidente : notre corps. 192 pages - ISBN 978-2-913281-67-7

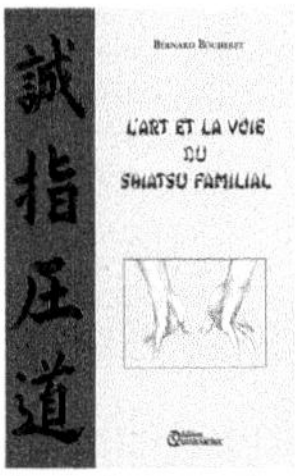

L'art et la voie du Shiatsu familial

Bernard Bouheret

Le shiatsu est sans conteste un moyen privilégié, simple, sans danger et très facilement accessible. Il est très efficace pour soulager rapidement les tensions accumulées dans la journée.
Ce livre s'adresse à tous ceux qui veulent emprunter cette voie, ce chemin d'équilibre, harmonie retrouvée, retour à soi. Le but de ce livre est de restaurer la vraie place de l'homme : entre Ciel et Terre.

224 pages - ISBN 2-913281-51-6

La dent c'est la vie

Hervé Pic

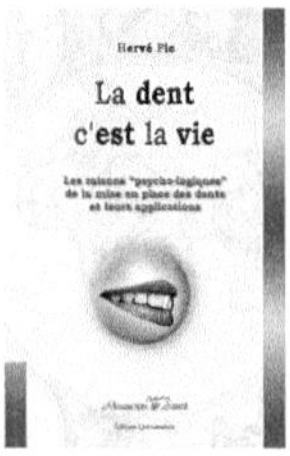

Nous sommes construits à partir de la conjonction de deux mémoires cellulaires distinctes : une mémoire archaïque originelle qui nous forme et nous façonne dans notre appartenance à l'espèce humaine, et une mémoire acquise, qui puise dans notre environnement propre tous les éléments nécessaires à notre construction personnelle. Simplement pour que nous puissions «être». C'est un moyen simple de comprendre ce à quoi nous réagissons, afin de mieux pouvoir gérer notre émotionnel.

160 pages - ISBN 2-913281-56-7

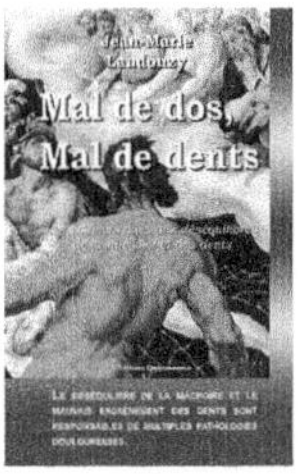

Mal de dos, mal de dents

Jean-Marie Landouzy

Le déséquilibre de la mandibule est responsable de multiples pathologies douloureuses. Et surtout le mal de dos exprimé par des douleurs chroniques de la colonne vertébrale, du bassin et bien d'autres symptômes. En racontant les étapes de sa recherche et en émaillant celles-ci d'exemples et d'anecdotes, l'auteur vous fait entrer doucement dans le champ de la connaissance médicale et mécanique du corps humain.

224 pages - ISBN 2-913281-50-8

Dent qui pousse, dent qui parle

Estelle Vereeck

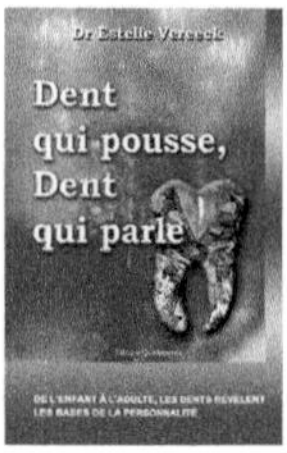

Chaque dent qui sort exprime un nouveau besoin. Votre enfant "pousse" en même temps que ses dents ! A mesure qu'elles sortent, vous assistez au déploiement de son être, vous voyez sa personnalité se structurer. Mieux, en observant la manière dont s'effectue l'éruption, vous identifiez de manière rétrospective ses difficultés des sept premières années.

274 pages - ISBN 2-913281-25-7

Éditions Quintessence

Dépôt légal : octobre 2005 - N° imprimeur : 022477840

Imprimé en France en février 2024 par Présence Graphique - Monts